KB272651

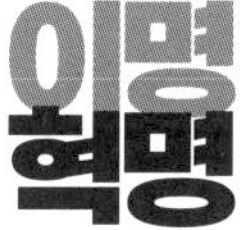

이명혁명

2026년 5월 1일 1쇄 찍음
2026년 5월 8일 1쇄 펴냄

지은이   황재옥 · 사카타 히데아키
펴낸곳   솔트앤씨드
펴낸이   최소영

등록일   2014년 4월 7일 등록번호 제2014-000115호
전화   070-8119-1192
팩스   02-374-1191
이메일   saltnseed@naver.com
ISBN   979-11-88947-18-8   03510

몸과 마음의 조화 **솔트앤씨드**

솔트는 정제된 정보를, 씨드는 곧 다가올 미래를 상징합니다.
솔트앤씨드는 독자와 함께 항상 깨어서 세상을 바라보겠습니다.

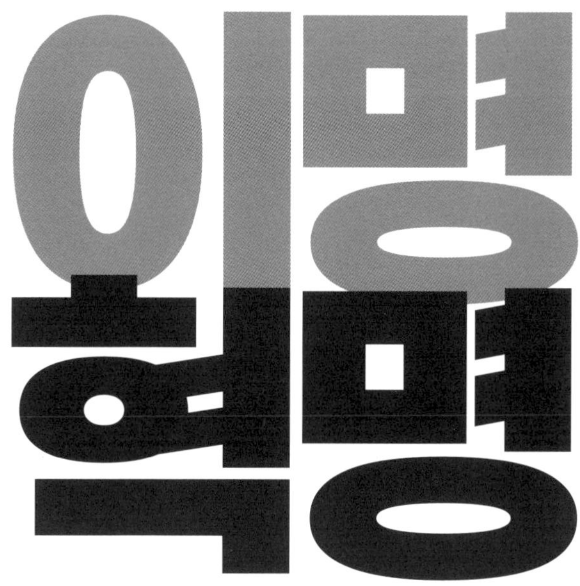

황재옥
사카타 히데아키
함께 씀

솔트앤씨드

이명, 포기하지 않아도 된다!

'이명·난청·어지럼증 전문'을 표방하며 진료를 시작한 지 어느덧 30여 년이 지났습니다.

1990년대 초 우연한 계기로 MBC 프로그램 '무엇이든 물어보세요'에 한의사로서 이명 전문가로 소개되었고, 이후 전국에서 물밀듯이 찾아오는 수많은 이명 환자들을 진료하게 되었습니다. 그 과정에서 저는 깊은 의문을 갖게 되었습니다. 서양의학이 이처럼 눈부시게 발전했다고 하는데, 그럼에도 불구하고 왜 이명이라는 질환은 여전히 치료가 어렵다는 평가를 받는 것인가?

당시 미국 이명학회 홈페이지를 살펴보던 중, 다양한 서양의학적 치료법이 소개된 끝부분에 "동양의학의 침술은 이명 치료에 대해 검증되지 않았다"는 문구를 보았습니다. 임상 현장에서 침 치료가 실제로 환자들에게 적지 않은 도움을 주고 있음을 경험하고 있던 한의사로서, 이 문장은 쉽게 받아들이기 어려운 것이었습니다. 비록 모든 환자를 완치시킬 수는 없더라도, 분명 임상적으로 가치를 지닌 치료법인데 왜 학문적으로 부정되고 있는가? 이에 대한 문제의식은 침 치료의 효과를 객관적으로 증명해야 한다는 결심으로 이어졌습니다.

이후 진료 현장에서 이명 때문에 너무 괴로워 자살을 시도했던 세 명의 환자를 만났습니다. 40대, 50대의 여성 환자 두 명과 50대의 남성 환자 한 명이었습니다. 그들을 직접 치료하며 이명은 단순히 불편한 증상이 아니라 삶의 의지를 무너뜨릴 만큼 극심한 고통이 될 수 있다는 사실을 절실히 깨달았습니다. 이 경험은 제 평생을 이명·난청 연구에 바치겠다는 각오를 굳히는 계기가 되었습니다.

그 후 중국, 일본, 독일, 미국, 호주, 대만, 러시아 등 여러 나라의 연구자와 스승들을 찾아다니며 궁금증을 해소하고 배움을 얻었습니다. 해외를 방문할 때는 매번 이비인후과 서적 코너에서 이명·난청·어지럼증 관련 서적을 거의 모두 구입하곤 했습니다. 1998년 도쿄의 산세이도 서점에서 접한 수많은 이비인후과 서적 중 사카타 에이지 선생의 저서를 통해 스테로이드 고막주사를 최초로 시도한 연구를 알게 되었습니다. 이를 계기로 일본에 직접 연락했다가 아드님이신 사카타 교수와 인연을 맺게 되었습니다. 연배도 비슷했던 우리는 자연스럽게 친구처럼 교류하며 오늘에 이르게 되었습니다.

약 28년에 걸쳐 한국의 설날, 추석, 여름휴가 기간을 이용해 메지로 대학병원 재직 시절과 퇴직 후 개인 병원에 이르기까지, 사카타 교수의 진료 현장을 꾸준히 지켜보았고, 서양의학과 한의학의 모든 관점에서 치료법을 논의해왔습니다. 시간이 흐르면서 사카타 교수는 한의학에 대한 이해를 넓혀갔고, 마침내 양·한방 병행 진료로까지 이어지게 되었습니다. 사카타 교수 또한 한국을 방문해 제 진료 현장을 직접 확인하며, 동서의학이 이명 환자의 치료에서 수행할 수 있는 각각의 역할이 있음을 분명히 인식하게 되었습니다.

2025년부터는 유럽에서 기원해 52년 역사를 지닌, 이비인후과 분야의 국제학회인 NES(국제평형신경과학회)에서 사카타 교수와 제가 각각 이사장과 부이사장을 맡아 함께 이끌게 되었습니다. NES는 전 세계 5개 주요 이비인후과 학회 중 유일하게 동서의학이 공존하는 학회라는 점에서 더욱 큰 책임감을 느끼고 있습니다.

의사의 관점이 아니라 환자의 입장에서 보았을 때, 치료율과 치료비의 경제성은 언제나 가장 중요한 요소입니다. 이러한 관점에서 한의학의 치료 효과를 높이고 경제성을 개선하기 위한 노력은 지속되어야 하며, 국가 차원의 관심과 정책적 지원 또한 절실하다고 생각합니다. 실용주의적 관점을 내세웠던 중국의 덩샤오핑 전 주석은

"검은 고양이든 흰 고양이든 쥐만 잘 잡으면 된다"고 했다죠. 환자에게는 이명을 효과적으로 치료해줄 수 있는 사람이야말로 진정한 명의일 것입니다.

지난 30년을 돌아보며 부족했던 점을 성찰하고, 앞으로 발전시켜야 할 이명 치료의 연구 과제를 사카타 교수와 함께 정리하면서, 오랜 세월 함께 간직했던 약속을 떠올렸습니다. 동서의학을 통합하는 임상지침서를 완성해 후대에 전하자는 것입니다. 의학은 환자를 위해 존재하는 학문이며, 완성이라는 말은 쉽게 허락되지 않습니다. 또한 의학은 특정 집단만을 위한 기술이어서는 안 될 것입니다.

25년간 저희 두 사람의 통역을 맡아주었던 최주희 선생이 사카타 교수의 배우자가 되면서, 우리의 인연은 학문적 동반자를 넘어 가족과도 같은 관계로 발전했습니다. 아직 부족함이 많지만, 동서의학의 융합을 통해 환자들에게 보다 나은 진료로 다가가고자 하는 마음으로 에너지를 쏟아 이 책을 공동 집필하게 되었습니다. 독자 여러분의 따뜻한 격려와 함께, 건설적인 질책을 겸허히 받아들이고자 합니다.

이 책이 이명으로 고통받는 환자들과 이를 치료하는 모든 의료인들에게 작은 길잡이가 되기를 진심으로 바랍니다.

황재옥

한국 이내풍한의원 본점 원장, NES 부이사장

목 차

Chapter 1
왜 "이명은 낫지 않는다"고 말할까

환자들에게 "참아보세요"라고
말하는 의사들

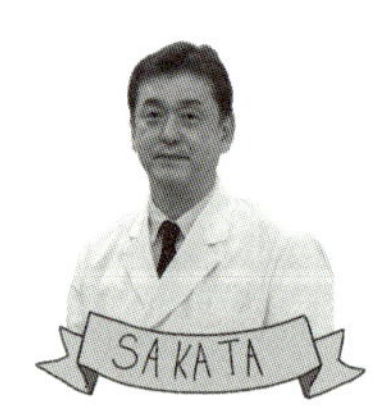

외부에서 아무런 소리가 없었는데도 내 귀에서는 소리가 들리는 경우가 있습니다. 바로 귀를 울리는 이명(tinnitus)입니다. 심한 이명은 환자에게 매우 고통스러운 증상입니다. 그 고통은 경험한 사람밖에는 모릅니다. 그런데 안타깝게도 그런 고통스러운 증상을 겪는 환자에게 희망적인 말을 하는 의사는 많지 않은 것이 우리의 현실입니다.

"생명에 지장이 있는 건 아니니까 잘 적응하며 지내보세요."

"검사에서는 이상이 없으니 너무 걱정하지 마세요."

"익숙해지면 신경 쓰이지 않을 거예요."

“노화 현상이라 어쩔 수 없어요.”

이것은 마치 고통받고 있는 환자에게 “참을 수밖에 없어요. 포기하세요”라고 말하는 것에 지나지 않습니다. 그런 말을 듣고 너무 큰 충격으로 아무 대꾸도 하지 못한 채 진료실을 나온 경험이 있는 환자가 많을 것입니다.

그런데 “참아보세요”라는 말은 그 의사가 냉정한 사람이라서 하는 말만은 아닙니다. 실제로 이비인후과 의사들 사이에서도 이명은 치료 방법이 없어 항복 선언을 한 상태와 다름없기 때문입니다.

서양의학의 근본은 질병의 원인을 가능한 한 객관적으로 특정하고 재현 가능한 방법으로 치료하는 데 있습니다. 목표는 병을 낫게 하는 것입니다.

따라서 먼저 혈액검사나 MRI(자기공명영상법: 강한 자석과 전파를 사용해 몸의 내부를 영상화하는 검사) 등 몇 가지 검사를 실시함으로써 병명을 진단합니다. 그 진단을 바탕으로 진료 가이드라인에 따라 치료의 방향이 결정됩니다.

즉, 서양의학에서는 검사 수치나 영상 소견, 통계적인 증거자료 등의 과학적 근거를 기초로 해서 진단과 치료 방침을 세웁니다. 이러한 치료법은 감염증이나 종양, 급성 질환 등 원인이 명확한 질병에 대해 매우 높은 효과를 발휘합니다.

그러나 이명이나 난청처럼 원인이 하나로 정해지지 않고 검사상 이상이 발견되지 않는 증상에 대해서는, 의학적으로 '확실한 근거'를 제시하기가 어려워집니다. 이명은 치료 효과를 객관적으로 평가하기 어렵고 연구도 더디기 때문에, 현재의 서양의학으로는 심도 있는 설명이나 치료법을 제시하지 못하는 경우가 많습니다.

진료실에서 의사가 컴퓨터를 보는 시간이 긴 것은 검사 결과나 차트를 대조하며 의학적으로 판단하려고 하기 때문입니다. 그 결과 '낫지 않는다'고 판단하면 "참을 수밖에 없다"는 식의 말이 입에서 나오는 것입니다. 결국은 서양의학의 한계를 솔직하게 반영한 말이라고 할 수 있습니다.

이러한 서양의학에 비해, 동양의학에서는 눈앞의 환자로부터 치료법을 찾아내는 것을 기본으로 합니다.

동양의학(한의학)에 대해서는 5장에서 황재옥 선생이 자세히 이야기해주시겠지만, 이명 치료에 있어서도 귀만 따로 떼어놓고 생각하지 않습니다. 전신의 상태와 체질, 생활 리듬, 수면 상태, 심신의 스트레스 등을 세심하게 관찰해, 이명의 '배경' 그 자체를 대상으로 치료합니다. 여기서 중시되는 것은 의사 자신이 쌓아온 임상 경험과 통찰력에 따른 직관입니다.

동양의학, 즉 한의학을 한마디로 표현하면, '전인적 관점에서 보는 의료'입니다. 이에 반해 서양의학은 '검사 소견 등에서 얻은 근거(evidence)를 바탕으로 병을 고치는 의료'라고 할 수 있습니다. 치료한다는 관점에서는 같지만 접근 방식이 전혀 다릅니다. 이 차이를 먼저 객관적으로 이해하는 것이, 환자 스스로 이명의 개선에 한 발 다가가는 첫걸음이 됩니다.

이명의 원인을 밝히는
문진의 중요성

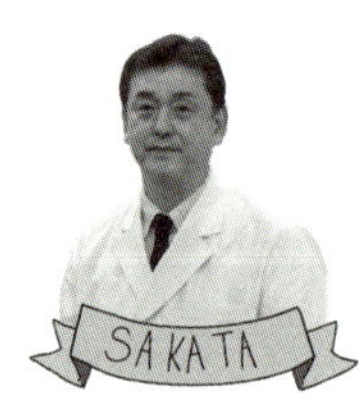

서양의학에서는 "고치기 어렵다"고 말하는 질환이 이명이지만 포기할 필요는 없습니다. 일상생활에 지장이 없는 수준까지는 개선할 수 있는 방법이 분명히 있습니다.

여기서 가장 중요한 것이 첫째도 문진이요, 둘째도 문진입니다.

이명을 개선하고 싶다면 이명 치료에 정통한 의사를 스스로 찾아보는 노력이 필요합니다. 전문성을 갖춘 의사를 찾는 중요한 판단 기준이 되는 것이 바로 문진입니다. 문진을 통해 이명이 왜 일어나고 있는지 그 '정체'를 어느 정도 파악할 수 있기 때문입니다. 꼬치꼬치 끈질기게 문진하는 의사는 신뢰해도 좋습니다.

이명의 대부분은 검사에서 '이상 없음'으로 판정되는 영역에서 발생합니다.

예를 들어, 혈액 검사나 영상 검사는 '눈에 보이는 이상'이 몸속에 있는지를 조사하는 검사입니다. 종양이나 염증, 출혈 같은 변화를 찾아내는 데는 매우 뛰어나지만, 신체 기능에 미묘한 흐트러짐이 있거나 오랜 생활습관의 영향까지는 보여주지 않습니다. 이명은 검사로 나타나지 않는 그런 곳에 원인이 숨어 있는 경우가 많기 때문에 검사해도 이상 없다는 결과가 나오는 것입니다.

그렇기 때문에 이명의 진료에서는 상세한 문진이 우선적으로 필요합니다.

문진이란 여러분도 잘 아시다시피 의사가 환자에게 현재 나타나고 있는 증상에 대해 질문하는 것입니다. 의학적으로 체계적인 질문을 통해 환자의 호소나 병력을 정리하고, 진단의 가설을 세우기 위한 진찰 행위가 바로 문진입니다.

최근 서양의학의 임상 현장에서는 이러한 문진이 경시되는 경향이 있습니다.

일본의 현재 현황을 말씀드리자면, 그 배경에는 진료의 효율화가 강하게 요구되는 의료 제도가 있습니다. 외래 진료에서는 한 명의 환자에게 할애할 수 있는 시간이 한정되어 있어, 짧은 시간 내에 진단과 방침 결정을 내려야 합니다. 그 결과 시간이 많이 걸리는 문진보다 수치나 영상으로 신속하게 판단할 수 있는 검사가 우선시되는 경향이 점점 강해지고 있습니다.

또, 진료 가이드 라인이 정비되면서 표준화된 진료를 수행하는 것이 중요해졌고, 개별 환자의 호소를 정성껏 파고들 여지가 적어진 것도 사실입니다.

그러나 상세한 문진 없이 이명 치료는 불가능합니다. 이것은 오랜 세월 이명 치료에 심혈을 기울여온 저의 결론입니다. 구체적으로는 환자가 하는 업무 내용이나 생활 환경, 가족 구성, 출신지 등이 중요합니다. 그 외에도 식사 상태, 생활 리듬, 수면 시간, 흡연이나 음주 빈도, 염색약 사용, 출산 횟수, 시너 등 유기용제의 사용 이력 등에도 원인이 있는 경우가 많기 때문에 빠뜨리지 않고 세심하게 살펴봐야 합니다.

환자가 고령인 경우는 이전에 사용했던 말라리아 특효약이나 결핵 항생제 등이 내이에 손상을 주었을 수도 있고, 여성의 경우는 자궁근종으로 인한 빈혈이 원인인 경우도 적지 않습니다.

또한 심인성 요소가 이명의 원인이 되기도 합니다. 따라서 환자와의 대화를 통해 성격이나 반응, 눈의 움직임 등을 살피는 것도 문진의 중요한 포인트입니다.

이와 같이 이명의 치료에서는 상세한 문진을 통해 우선 증상의 '정체'를 찾아가는 것이 중요합니다. 그렇기 때문에 시간을 들여 이야기를 듣고 배경까지 살피려는 의사를 만날 수 있느냐, 즉 상세한 문진을 하는 의사를 만났는지가 이후의 경과를 크게 좌우하게 되는 것입니다.

문진에서 중시되는
3가지 포인트

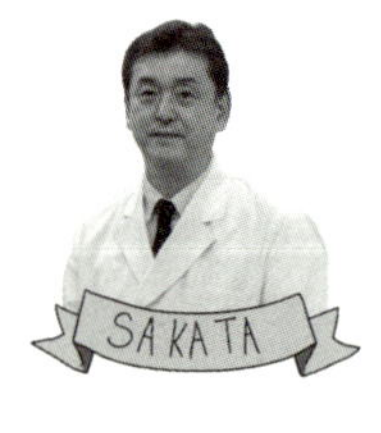

"상대를 알고 나를 알면 백 번 싸워도 위태롭지 않다(지피지기 백전불태)"는 중국의 병법서 『손자』에 나오는 말입니다. 이것은 이명의 문진에서도 통하는 생각입니다.

저희 클리닉에서는 이명의 문진 시에 다음과 같이 3가지를 포인트로 삼습니다. 이는 이명의 정체를 이해하는 데 있어서 없어서는 안 될 핵심 요소입니다.

① 이명 그 자체에 관한 것

- 시기(언제부터 시작되었나)

- 한쪽 귀인가 양쪽 귀인가(편측성인가 양측성인가)

- 이명이 발생하는 장소(귓바퀴 주변인가, 귀 안쪽인가, 머릿속인가)

- 이명의 음색(소리의 높낮이, 어떤 소리와 유사한가, 어떤 식으로 울리는가)

- 항상 이명이 들리는가, 가끔 들리는가, 어떤 때 크게 들리는가

- 실제로 이명이 있음으로써 무엇이 불편한가

② 어지럼증, 난청 등 이명에 동반되는 증상에 대해

③ 직업이나 알레르기, 약제 사용의 여부, 기왕력 등

이때 기왕력에서 확인하는 것은 다음 질병이나 수술 경험입니다.

중이염, 귀의 부상, 머리나 목의 부상, 결핵, 매독, 동맥경화, 고혈압,
저혈압, 뇌졸중, 당뇨병, 심장병, 경추 질환, 알레르기, 빈혈, 신경통,
요통, 편두통, 충치 등

이 밖에 이어폰이나 염색약의 사용, 여성의 경우 월경 상태 등도 중요한 포인트가 됩니다.

또한 이명은 환자의 고통 상태를 객관적으로 파악하는 것도 중요한 포인트가 됩니다. 국제적으로 통용되고 있는 문진으로 '이명장애지수'(THI)를 첨부하니 테스트를 해보시기 바랍니다.

이명장애지수

이 검사는 이명이 당신에게 어느 정도 어려움을 주고 있는지 조사하기 위한 것입니다. 각 질문에 대해 해당하는 곳에 ○를 그리고 최종적으로 점수를 합산해주십시오.

	예	때로	아니오
1. 이명 때문에 당신은 집중하기 어려운 상태입니까?	4	2	0
2. 이명 소리가 커서 사람들의 말을 듣기가 어렵습니까?	4	2	0
3. 이명에 대해서 당신은 화가 납니까?	4	2	0
4. 이명 때문에 당신은 혼란스럽습니까?	4	2	0
5. 이명 때문에 절망스러운 기분이 듭니까?	4	2	0
6. 이명에 관해서 많이 불평하게 됩니까?	4	2	0
7. 밤에 잘 때 이명 때문에 잠을 청하기 어렵습니까?	4	2	0
8. 이명에서 벗어날 수 없는 게 아닐까 느끼고 있습니까?	4	2	0
9. 당신의 사회적 활동이 이명 때문에 방해받고 있습니까? (예를 들어 외식, 영화 등)	4	2	0
10. 이명 때문에 좌절감을 느끼고 있나요?	4	2	0
11. 이명 때문에 심각한 질병을 갖고 있는 것으로 느끼나요?	4	2	0
12. 이명 때문에 매일의 생활을 즐길 수 없게 됩니까?	4	2	0
13. 이명이 직업이나 가사일에 걸림돌이 됩니까?	4	2	0

14. 이명 때문에 빈번하게 짜증을 내고 있습니까?   4   2   0

15. 이명 때문에 책을 읽기가 곤란합니까?   4   2   0

16. 이명 때문에 놀라서 당황하기도 합니까?   4   2   0

17. 이명 때문에 가족이나 친구와의 관계에

     스트레스를 느낍니까?   4   2   0

18. 이명에서 의식을 다른 데로 돌리기가

     어렵다고 느낍니까?   4   2   0

19. 혼자서 이명을 관리해가기 어렵다고 느낍니까?   4   2   0

20. 이명 때문에 피곤함을 느낍니까?   4   2   0

21. 이명 때문에 우울해집니까?   4   2   0

22. 이명 때문에 몸의 건강이 걱정됩니까?   4   2   0

23. 이명과 더 이상 함께할 수 없다고 느낍니까?   4   2   0

24. 스트레스를 받을 때 이명이 더 심해집니까?   4   2   0

25. 이명 때문에 불안한 기분이 듭니까?   4   2   0

경증 0~16점   **중간** 18~48점   **중증** 50~100점

이 테스트 결과를 통해 증상의 정도를 알 수 있습니다. 그 증상의 정도에 따라 치료의 진행 방식이 달라집니다.

소리의 여정 ①
외이에서 내이까지

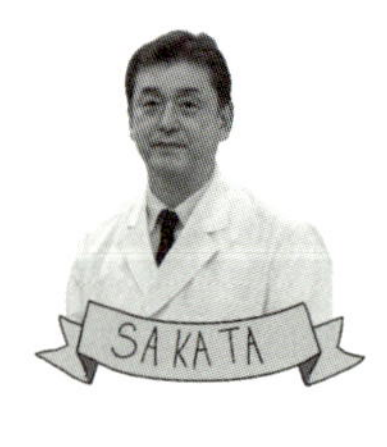

이명을 개선해 나가는 데 있어서 먼저 이해해야 할 것은, 자신의 증상은 어디에 원인이 있는가 하는 것입니다. 이것을 알기 위해서는 '소리가 어떻게 뇌에 전달되는가' 하는 메커니즘을 이해하는 것이 중요합니다.

그러면 청각 메커니즘부터 살펴보겠습니다. 전문용어가 조금 많으므로, [그림 1-1]을 보면서 천천히 읽어보시길 바랍니다.

소리를 의학적으로 표현하면 한마디로 '진동'입니다. 물체의 진동으로 발생한 공기의 떨림을 청각기관이 감각으로 포착한 것이 소리입니다.

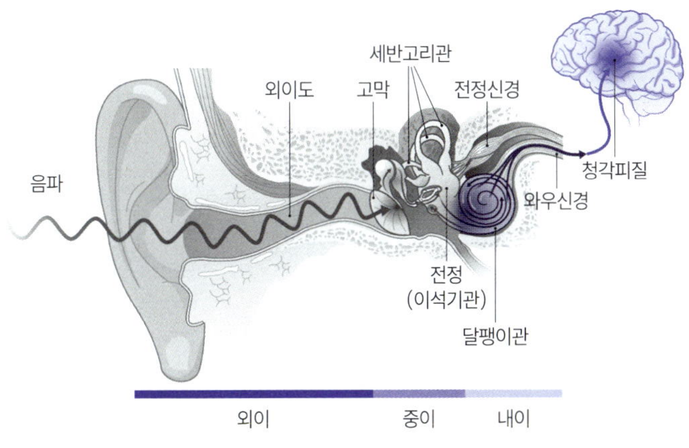

[그림 1-1] 귀의 구조와 소리의 전달

소리가 외이로 들어가 최종적으로 대뇌에 도달했을 때 우리는 그것을 '소리'로 인식합니다. 이 소리를 전달하고 느끼는 것이 청각기관입니다. 청각기관은 외이, 중이, 내이라는 세 부위로 구성되어 있습니다.

외이에서 중이까지는 소리를 전달하는 부위이며, 내이는 소리를 감지하는 부위입니다. 그래서 외이에서 중이에 걸쳐 소리 전달에 장애가 생기는 것을 '전음성 질환', 내이에서 소리를 감지하는 구조에 장애가 생기는 것을 '감각신경성(감음성) 질환'이라고 부릅니다.

일반적으로 많은 사람들이 '귀'라고 부르는 것은 의학적으로는 '귓바퀴(이개)'라고 합니다. 귓바퀴는 소리를 모으는 집음기의 역할을 합니다. 귓바퀴에서 모인 소리는 외이도(귓구멍)를 지나 고막에 닿습니다.

고막은 탄력성이 풍부한 매우 얇은 막으로, 공기의 진동을 받아들여 이를 진동의 형태로 중이에 전달하는 역할을 합니다. 소리의 미세한 변화를 충실하게 진동으로 변환하는 매우 정밀한 센서와 같은 존재입니다.

소리는 '진동'이라는 형태로 고막에 전달되는데, 그 안쪽에 있는 내이는 림프액으로 가득 차 있습니다. 공기 중의 진동은 그대로라면 액체 속으로 잘 전달되지 않습니다. 그래서 중요한 역할을 하는 것이 중이입니다. 고막과 내이 사이에 있는 중이는 소리의 진동을 내이에 전달하기 쉬운 형태로 변환하는 일종의 '조정장치' 역할을 담당합니다.

중이는 10엔짜리 동전(한국의 100원 동전 크기)만 한 작은 공간으로, 그 안에 '망치뼈(추골)', '모루뼈(침골)', '등자뼈(등골)'라는 세 개의 노출된 뼈가 연결되어 있습니다. 이들은 인체에서 가장 작은 뼈로, 통칭하여 '이소골'이라고 부릅니다.

이소골은 지레의 원리와, 고막과 내이 입구의 면적 차이를 이용해 진동의 전달 효율을 높입니다. 그 결과, 내이에 전달되는 소리의 압력은 약 20배나 높아집니다. 이를 통해 내이가 감지하기 쉬운 형태로 변환되는 것입니다.

이 정밀한 구조가 있기 때문에 우리는 속삭임에서 큰 소리까지 폭넓은 소리를 온전하게 들을 수 있습니다. 귀는 놀라울 정도로 섬세하고 매우 고도화된 조정 기능을 갖춘 기관입니다.

그리고 이렇게 적절히 조정된 소리의 진동을 포착하여 전기 신호로 바꾸는 것이 내이에 있는 '달팽이관(와우)'입니다. 달팽이 껍데기처럼 생겼기 때문에 붙여진 이름입니다. 달팽이관의 내부는 림프액으로 채워져 있습니다.

달팽이관에는 '코르티기관'과 '기저막'이 있습니다. 코르티기관은 소리의 진동을 전기신호로 변환하는 청각의 중추장치입니다. 기저막은 달팽이관 내에서 소리의 진동을 주파수별로 나누어 '유모세포'에 전달하는 막입니다.

이 기저막에는 무려 15,000개나 되는 유모세포가 돋아 있습니다. 기저막이 소리의 진동으로 움직이면 유모세포가 림프액의 흔들림에 맞춰 마치 춤을 추듯 흔들리고 그 자극에 의해 전기신호가 발생합니다. 이 전기 신호가 와우신경을 통해 뇌로 전달되어 우리는 소리를 인식하게 됩니다.

이와 같이 소리는 '귓바퀴 → 중이 → 내이'라고 하는 청각기관을 거쳐, 다시 '와우신경 → 뇌간 → 대뇌 청각피질'까지 뇌로 가는 여정을 떠나는 것입니다.

소리의 여정 ②
내이에서 대뇌까지

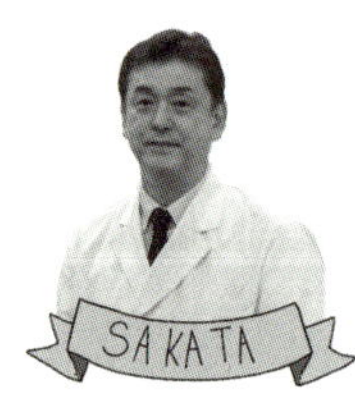

이명은 귀에 원인이 있어서 생기는 귀의 질환이라고 생각하기 쉽습니다. 그러나 사실은 '뇌'에 원인이 있는 경우도 적지 않다는 것을 알고 계셨습니까?

앞서 언급한 '소리의 여정'은 내이가 종착점이 아니라 대뇌의 청각피질까지 이어집니다. 내이에서 대뇌로 소리의 전기 신호가 도착하는 동안 어떤 장애가 있을 때에도 이명은 발생합니다. 즉, 귀에 원인이 있는 줄 알았더니 뇌에 문제가 있었다고 하는 경우도 많다는 뜻입니다.

그러면 여러분의 이명은 귀에서 오는 것일까요, 아니면 뇌에서

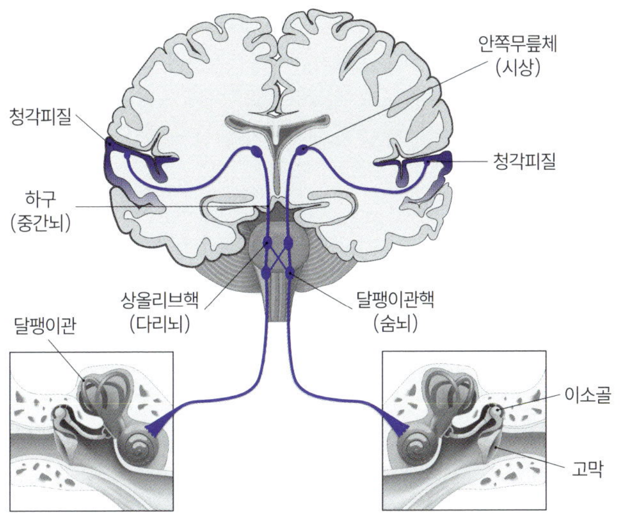

[그림 1-2] 뇌로 가는 소리의 여정

오는 것까요? [그림 1-2]를 보면서 소리가 어떻게 뇌에 도달하고 어디에서 문제가 일어날 수 있는지 함께 확인해봅시다.

내이에서 대뇌까지의 '소리 여행'에서 소리가 지나는 길, 즉 경로의 역할을 하고 있는 것이 와우신경입니다. 좌우 내이에서 나온 전기 신호는 와우신경으로 보내집니다. 와우신경은 약 3만 개의 섬유로 이루어진 청각 신경입니다.

특징적인 것은 한쪽 귀에서 온 신호가 뇌의 한쪽으로만 보내지는 것이 아니라는 점입니다. 오른쪽 귀에서 나온 신호는 우뇌뿐만 아니라 좌뇌의 청각피질로도 보내지며, 왼쪽 귀에서 나온 신호도 마찬가지로 좌우 양쪽 뇌에 전달됩니다. 이것은 우리의 청각이 좌우의 귀와 좌우의 뇌가 복잡하게 연계되어 이루어져 있다는 것을 보여줍니다.

그리고 이들 와우신경이 교차하는 곳이 바로 뇌간의 '상올리브핵'이라는 부위입니다. 좌우 내이에서 포착된 소리는 각각 전기 신호가 되어 뇌간의 상올리브핵이라는 곳에서 합류합니다. 이러한 구조 덕분에 우리는 소리의 '방향'이나 '거리'를 느낄 수 있습니다.

예를 들어 구급차가 어느 방향에서 다가오는지, 휴대전화가 방 안 어디에서 울리고 있는지는 눈을 쓰지 않아도 알 수 있습니다. 이것은 좌우 귀에 도달하는 소리의 근소한 시간 차이나 소리 크기의 차이를 뇌간이 순식간에 비교하고 있기 때문입니다.

이런 비교가 이루어지는 중계 지점이 바로 뇌간의 상올리브핵입니다. 즉, 이곳은 '소리를 입체적으로 느끼기 위한 요충지'입니다.

만약 한쪽 귀의 청력이 저하된다 해도 소리 자체는 어느 정도 들리기 때문에 일상생활이 당장 불가능해지지는 않습니다. 그러나 좌우의 정보를 비교하는 능력이 약해지기 때문에 '어디에서 소리가 오고 있는지'를 파악하기 어려워집니다.

이처럼 소리의 정보가 뇌간에서 교차하여 좌우의 뇌로 동시에 보내지는 메커니즘이야말로 이명을 이해하는 데 매우 중요한 포인트입니다. 즉, 이명은 '귀만의 문제'가 아니라 뇌간이나 뇌 기능의 영향을 강하게 받는 증상인 것입니다.

그런데 뇌간에서 교차한 소리의 전기 신호는, 그대로 기계적으로 '듣는다'로 처리되는 것이 아닙니다. 다음으로 통과하는 곳이 대뇌변연계에 속하는 편도체와 해마입니다.

편도체는 정서와 관련된 뇌의 기관입니다. 기쁨, 즐거움, 공포, 불안, 긴장과 같은 감정을 순식간에 판단하는 곳입니다. '위험할지도 모른다', '주의가 필요하다'라고 느끼면, 몸을 보호하기 위해 바로 행동 모드로 전환하는 기능을 합니다. 그 결과 몸은 자연스럽게 굳어지고 정신이 또렷해져, 잠들기 어려워지거나 안절부절못하게 됩니다. 즉 편도체는 우리가 무의식중에 몸을 지키기 위한 '경보장치'와 같은 역할을 담당하고 있는 것입니다.

한편, 해마는 기억을 정리하고 보존하는 역할을 합니다. 이른바 '기억 장치'라고 할 수 있습니다. 사건이나 체험에 의미를 부여해, '이것은 중요한 정보인가', '기억해두어야 하는가'를 판단합니다.

즉, 소리 정보는 '위험한가 아닌가', '불안을 느끼게 하는 소리인가 아닌가'를 편도체에서 평가받고, 그 의미 부여가 해마에 의해서 기억과 결합된 후에 대뇌의 청각피질에 도달하는 것입니다.

이명이 단순한 '소리'로 처리되지 않는 것은 이 경로를 거쳐오기 때문입니다. 이명을 '무섭다', '불쾌하다', '뭔가 중대한 질병이 아닐

까'라고 편도체가 느끼는 순간 그 소리는 위험 신호로 강하게 인식
됩니다. 그러면 뇌는 그 소리에 주의를 집중시켜 기억으로 고정하
려고 합니다. 그 결과 이명은 더 크고 고통스럽게 느껴지게 되는 것
입니다.

누구에게나 있는 이명,
병적인 이명

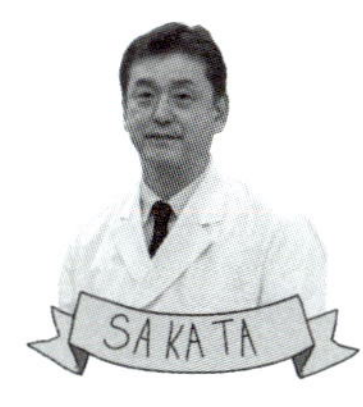

이명을 "노화 현상의 일종이므로 익숙해질 수밖에 없다"고 말하는 배경에는 외이에서 대뇌 청각피질에 이르기까지 폭넓은 부위가 관련되어 있다는 사정이 있습니다. 어느 한 곳의 이상으로 설명할 수 있는 질병과 달리 이명은 소리의 전달, 변환, 인식이라는 여러 과정이 복잡하게 얽혀 있기 때문에 원인을 특정하기 어렵습니다.

다만 이명에 관해서 말하자면, '익숙해진다'는 생각은 반드시 틀린 말은 아닙니다. 그 이유는 건강한 사람에게도 이명은 일어나고 있기 때문입니다. 아기에게도, 어린아이에게도 일어납니다. 모든 사람은 매일 이명을 경험합니다. 이게 무슨 뜻일까요?

예를 들어, 조용한 방에 들어갔을 때나, 밤에 잠자리에 들어간 직후에, '삐-', '싸-' 하는 소리를 느낀 적은 없습니까?

내이 안에는 앞서 언급한 것처럼 소리의 진동을 전기 신호로 바꾸는 유모세포가 줄지어 있습니다. 유모세포는 미세한 진동에도 흔들려 전기 신호를 발생시킵니다. 그 소리를 조용한 곳에서 뇌가 감지하는 경우가 있습니다. 본래라면 들리지 않아야 할 그 소리가 들리는 것이 이명입니다.

그러면 누구에게나 있는 이명과 병적인 이명의 차이는 어디에 있을까요? 뇌가 불쾌하다고 느끼는가 아닌가, 바로 여기에 있습니다.

예를 들어, 피로감이 강할 때 밤에 일찍 잠들고 싶은데 이명이 시끄럽게 느껴진 적은 없습니까? 평소보다 이명이 크게 들리는 것은 피로로 인해 뇌가 과민해져서 이명 소리를 강하게 감지하고 있기 때문입니다.

이 경우 아침이 되면 이명이 사라지는 경우가 많습니다. 그것은 수면을 취함으로써 뇌의 기능이 안정되었기 때문입니다. 이처럼 뇌의 상태에 따라 이명의 크기는 완전히 달라집니다.

다만 이명은 메니에르병이나 돌발성 난청, 청신경종양, 노인성 난청 등 기질적인 변화에 의해 발생하는 경우도 적지 않다는 점은 감안해야 합니다(이명을 일으키는 질환에 대해서는 후술하겠습니다). 이 경우에도 뇌가 느끼는 방식에 따라 이명 소리의 크기는 달라집니다.

'앞으로 어떻게 되는 걸까'라고 불안을 느끼고 있으면, 뇌의 기능도 과민해져 소리가 크게 들립니다. 반대로 '제대로 치료받고 생활습관 개선도 할 수 있는 것부터 하나씩 해나가면 괜찮아'라는 식으로 마음 편히 치료에 임하면, '평소에는 신경 쓰이지 않는다' 하는 정도까지 개선될 수 있습니다.

그렇다고 해서 '고작 이명 따위'라며 방치해도 좋다는 뜻은 아닙니다. 적절한 치료를 소홀히 하면 이명은 '두명(머리 울림)'으로 진행되어 버리기 때문입니다.

두명은 머릿속에서 불쾌한 소리가 울리고 있는 것처럼 느껴지는 증상입니다. 뇌의 입장에서 보면 외부의 소리도, 청각기관의 이상으로 발생하는 소리도, 전기 신호로서 전달된다는 점에서는 똑같습니다. 다만, 두명의 경우는 청각기관에서 전달되는 불쾌한 소리에 뇌가 강하게 반응해, 그 소리가 종일 머릿속에서 울려퍼지는 것처럼 느껴지는 상태입니다.

왜 이명은 두명으로 바뀌나

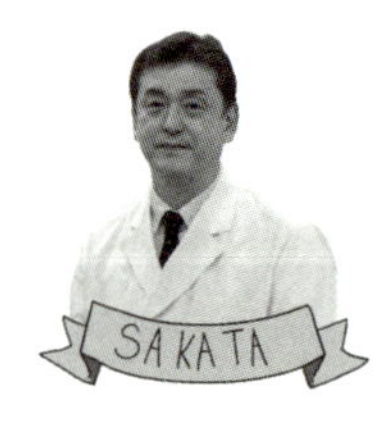

우리의 몸속에서는 주로 세 가지 신경계에 의해 정보 교환이 이루어집니다.

첫째는 소리, 통증, 온도 등의 자극을 뇌에 전달하는 감각신경입니다. 와우신경은 이 감각신경 중 하나입니다.

둘째는 뇌의 명령을 근육에 전달해 몸을 움직이는 운동신경입니다.

셋째는 호흡이나 내장 기능 등을 무의식중에 조정하고 있는 자율신경입니다.

이러한 신경들은 각각 역할은 다르지만, '흥분'과 '억제'의 밸런스에 의해서 정상적으로 기능하고 있습니다. 필요할 때는 흥분하고, 역할을 마치면 신속하게 가라앉습니다. 이 전환이 원활하게 이루어 지는 한, 우리는 불쾌한 자극을 의식하지 않고 생활할 수 있습니다.

그런데 강한 스트레스나 불안, 수면 부족, 피로, 바이러스 감염, 흡연, 과도한 음주, 카페인 과다 섭취, 큰 소리에 대한 반복적 노출 등이 겹치면 신경은 필요 이상으로 흥분한 상태에 빠집니다.

이명은 원래라면 뇌가 무시할 법한 미약한 신호까지 강조되어 전달되어 버리는 경우에 일어납니다.

다만 초기 단계에서 충분한 휴식을 취하고 신경 흥분을 가라앉 히면 이명은 일시적인 현상으로 끝납니다. 그러나 흥분 상태가 오 래 지속되면 소리를 느끼는 방식 자체가 비정상적으로 증폭되어 인 접한 유모세포에 손상이 생기고 신경의 이상 흥분이 일어납니다. 이것이 이른바 내이보충 현상(recuitment phenomenon)입니다.

내이보충 현상이 발생하면 내이 유모세포의 기능에도 혼란이 생 깁니다. 작은 소리에도 과민 반응하여 뇌로 강한 신호를 계속 보내 게 됩니다.

여기서 내이의 유모세포를 '가족'에 비유해서 생각해보겠습니다. 만약 가족 중 한 명이 일시적으로 흐트러졌을 뿐이라면, 주변에서 서로 도울 것이고 머지않아 원래 상태로 돌아갈 수 있을지도 모릅 니다. 그러나 그 이변이 큰 소동이 되어 외부에까지 알려져버리면 사태는 단번에 복잡해집니다.

이명도 마찬가지입니다. 내이 안에서만 일어나고 있는 매우 가벼운 이상이라면 비교적 빨리 회복할 가능성이 높습니다. 그런데 그 흥분이 와우신경을 통해서 뇌에까지 강하게 전달되면, 뇌는 그 신호를 '중요한 소리'로 인식하고 무시할 수 없게 됩니다.

이 상태가 되면 귀에서 울리는 소리라기보다는 머릿속에서 계속 울리는 소리로 자각하게 됩니다. 이것이 바로 '두명', 이른바 '청각 과민'입니다. 두명은 소리 자체보다 뇌의 과도한 반응이 증상을 고착화시킨다는 점에 문제가 있습니다.

본래, 뇌에는 '과잉 신호를 억제하는 구조'가 갖추어져 있습니다. 원래라면 내이에서 뇌로 향하는 신호의 흐름(구심성)에 대해, 뇌에서 내이로 브레이크를 거는 흐름(원심성)이 작용함으로써 불필요한 자극은 자연스럽게 의식 밖으로 밀려납니다.

그러나 불안이나 긴장이 계속되면 이 브레이크가 제대로 작동하지 않게 됩니다. 그 결과 내이나 와우신경으로부터의 미세한 신호가 억제되지 않고 뇌에 계속 전달되어, '소리가 없는데도 소리가 있다'고 느끼는 상태가 만성화되는 것입니다.

이것이 이명이 두명으로 이행되어 잘 낫지 않게 되는 구조입니다. 문제는 귀에만 있는 것이 아니라 귀와 뇌의 정보 교환에서 전반적인 균형이 깨져 있다는 데 있습니다.

Chapter 2

이명은 다른 증상들과
함께 온다

난청을 동반하는 이명은
내이 혈류장애가 주 원인

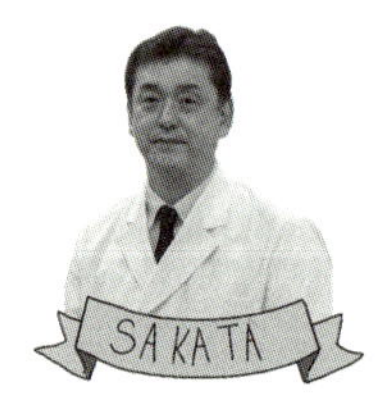

이명과 난청은 한 세트가 되어 일어나는 경우가 아주 많습니다. 그것은 내이가 불과 1세제곱센티미터라는 작은 기관임에도 불구하고 소리를 전기 신호로 바꾸는 중요한 역할을 하고 있기 때문입니다.

내이에는 거미줄처럼 가는 혈관이 촘촘히 뻗어 있습니다. 눈에 보이지 않을 만큼 미세한 혈관망이라서 '혈관조(stria vascularis)'라고도 부릅니다. 그렇게 극도로 가느다란 혈관이 내이의 기능에 필요한 산소와 영양을 보내고 있는 것입니다.

이것은 무엇을 의미할까요? 혈관이 가늘기 때문에 아주 사소한 일로도 혈류가 끊어지기 쉽습니다. 그러면 내이는 정상적으로 작동할 수 없게 됩니다. 그 결과, 유모세포의 마찰음을 강하게 느껴 이명이 발생하는 것입니다. 즉, 내이에서 기인하는 이명의 원인은 혈류장애라고 할 수 있습니다.

외유모세포는 [그림 2-1]을 보면 알 수 있듯이 건강한 사람의 경우 깔끔하게 3열로 나열되어 있습니다. 그런데 혈류장애가 생기면 유모세포에 흐트러짐이 생기고 마찰이 생기기 쉽습니다. 다만 초기라면 혈류를 촉진함으로써 유모세포를 원래의 깨끗한 상태로 되돌릴 수 있습니다.

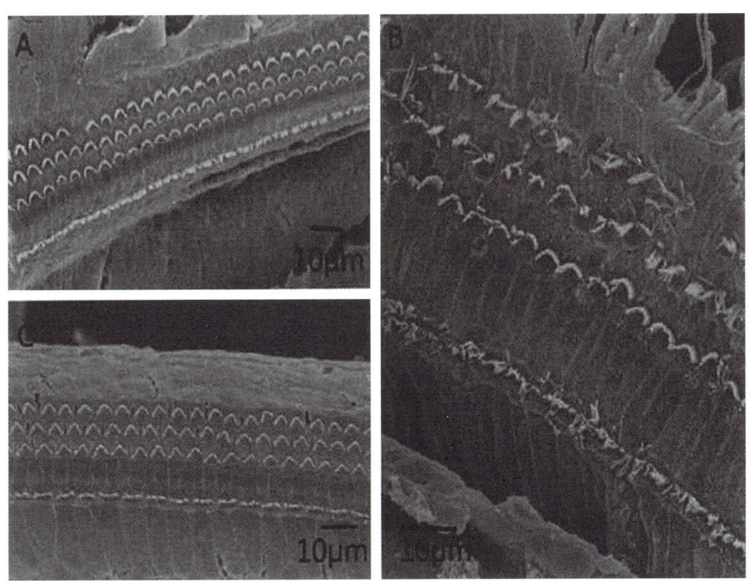

[그림 2-1] 정상 유모세포(왼쪽)와 손상된 유모세포(오른쪽)

그러나 이명이 혈류장애에서 온다는 것을 모른 채 혈류를 계속 정체시키면 증상은 악화됩니다. 그러면 유모세포가 심하게 뒤섞이고 손상은 심해집니다. 그것이 [그림 2-1]의 오른쪽 사진의 상태입니다. 이 단계까지 오면 이명을 고치는 것은 어렵습니다.

게다가 유모세포의 흐트러짐은 난청도 유발할 수 있습니다. 중이에서 전달된 소리의 진동을 흐트러진 유모세포가 제대로 전기 신호로 변환할 수 없기 때문입니다. 이것이 이명과 난청이 세트로 발생하기 쉬운 이유입니다. 즉, 난청을 동반한 이명이 발생했을 때는 내이에 원인이 있다는 것을 알 수 있습니다.

그럼 내이에서 발생한 이명과 난청에는 어떤 원인이 있는 것일까요?

여기서 체크해야 할 것은 한쪽 귀에서 일어나고 있는가, 양쪽 귀에서 일어나고 있는가, 입니다. 한쪽 귀에 증상이 있는 경우는 '편측성 이명', '편측성 난청'이라고 부릅니다. 한편, 양쪽 귀에 증상이 있는 경우는 '양측성 이명', '양측성 난청'이라고 합니다. 내이에서 발생한 이명·난청 환자에게는 편측성이 많습니다. 즉, 한쪽 귀에 증상이 나타난 케이스입니다.

또 급성기냐 만성기냐도 중요한 문제입니다.

급성기란 증상이 나타나고 나서 1주일 이내, 더 정확히 말하면 3일 이내인 경우입니다. 이 급성기 단계에서 적절한 치료를 하면 이명도 난청도 개선을 기대할 수 있습니다. 그러나 급성기를 놓치고 만성기에 접어들면 나아지기가 어렵습니다.

그렇다고 해도 치료법이 전혀 없는 것은 아닙니다. 그 방법 중하나가 바로 '고실내 주입요법'입니다. 또 '음향요법', '칵테일요법', 황재옥 선생의 한방요법도 있습니다.

이명을 일으키는 질병과 원인

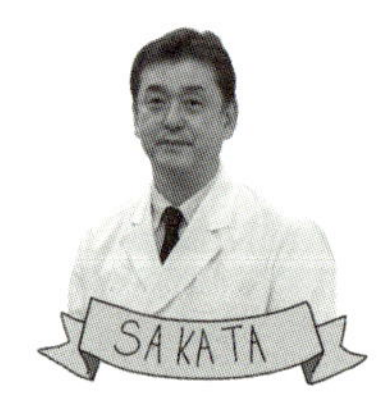

병적인 이명은 별개의 증상으로 나타나는 경우가 사실 많지 않으며, 대개는 어떤 질병이 있어서 나타나는 것입니다. 그러면 이명은 어떤 질병이나 어떤 원인이 있어서 발생하는 것일까요? 환자가 많이 발생하는 것부터 차례차례 이야기를 해봅시다.

돌발성 난청: "어느 날 갑자기 한쪽 귀가 안 들려요"

돌발성 난청은 어느 날 갑자기 한쪽 귀가 잘 들리지 않게 되는 병입니다. 난청의 정도는 소리가 거의 들리지 않게 되는 심도난청부터 저음역대만 잘 안 들리는 경도난청까지 사람마다 제각각입니다.

이 난청은 '삐-', '찌-' 하는 이명을 동반하는 경우가 많습니다 귀가 꽉 막힌 것처럼 느껴지는 '귀 폐색감'이나 어지럼증을 동반하기도 합니다.

돌발성 난청의 원인은 대부분의 경우 혈류장애입니다. 난청이 발생하기 전 스트레스가 과도한 생활을 하고 있었던 사람이 많이 보입니다. 수면 부족이나 과로 상태에 있던 사람도 적지 않습니다. 이것들은 내이의 혈류를 현저하게 정체시킵니다.

또한 커피, 녹차, 홍차 등 카페인이 많이 함유된 음료를 너무 많이 마시면 혈류를 정체시킵니다. 적당히 마시면 건강 효과가 높은 음료도 매일같이 몇 잔씩 계속 마시면 내이에 악영향을 줄 수 있습니다.

기호품 중 특히 좋지 않은 것은 담배입니다. 흡연은 혈류를 현저하게 악화시킵니다. 담배를 피울 때마다 내이의 가는 혈관이 수축하여 좁아지기 때문에 산소와 영양이 전달되기 어려워집니다. 돌발성 난청의 위험을 높이는 요인으로 흡연은 간과할 수 없는 것 중 하나입니다.

노인성 난청: 이명 환자 중에서 특히 많다!

노인성 난청은 나이가 들면서 양쪽 귀의 청력이 점점 떨어지는 감각신경성 난청입니다.

감각신경성이란 앞에서 설명한 것처럼 내이에 문제가 생긴 상태를 말합니다. "사람은 혈관에서 늙는다"고들 하는데 내이도 예외는 아닙니다. 나이가 들면서 내이의 혈관이 노화되고 혈류 저하가 나타나면 달팽이관의 유모세포가 조금씩 손상되기 시작합니다.

개인차는 있지만 빠른 사람은 40, 50대부터 잘 들리지 않는다고 느끼기 시작해, 70대가 되면 약 절반의 사람에게서 난청이 나타납니다.

또한 한 번 손상된 유모세포는 다시 부활하지 않습니다. "노인성 난청은 낫지 않는다"고 하는 것은 이 때문입니다.

이 난청의 특징은 높은 소리부터 잘 들리지 않게 되는 것입니다. 특히 고음역에 있는 자음이 잘 들리지 않게 되므로 대화 내용이 명확하지 않아 되묻는 일이 늘어납니다.

노인성 난청에서 특징적인 것은 이명을 동반하는 사람이 매우 많다는 점입니다. 유모세포가 손상되면 소리 입력이 줄어든 부분을 보충하려고 청신경이나 뇌가 과도하게 작동합니다. 그 결과, '삐-', '찌-' 하는 이명이 발생하기 쉽습니다.

또한 노인성 난청에 의한 이명은 처음에는 작고 신경 쓰이지 않는 정도가 대부분입니다. 그러나 점차 잘 들리지 않는 느낌이 들고 대화에 스트레스를 느끼면, 이명에 의식을 집중하게 됩니다. 그러면 점점 이명 소리가 커지고 힘들어질 수 있습니다.

따라서 노인성 난청에 따른 이명은 "나이 탓이니 어쩔 수 없다"고 방치하지 말고, 초기 단계부터 대책을 마련하는 것이 중요합니다.

소음성 난청: 이어폰 사용이 원인일 수도

최근 들어 많아지고 있는 것이 음향성 청각장애입니다(한국에서는 소음성 난청이라고 통칭합니다).

음향장애에는 소음성 난청과 급성 음향외상이 있습니다. 장기간의 소음 노출로 일어나는 것이 소음성 난청이고, 일시적으로 돌발적인 큰 소리에 노출되었을 때 일어나기 쉬운 것이 급성 음향외상입니다.

소음성 난청의 원인으로 최근 눈에 띄는 것이 이어폰이나 헤드폰의 장시간 사용입니다. 이어폰이나 헤드폰으로 귀를 막은 상태에서 큰 소리를 장시간 계속 들음으로써 청력손실뿐만 아니라 이명이 발생하게 됩니다. 지하철 소음은 약 100dB(데시벨)이기 때문에 일본의 기준으로 말하면, 지하철을 이용해 통학, 통근을 하는 분은 하루 15분 이내로 소음 노출을 줄여야 합니다.

소리는 공기의 진동으로 전달되기 때문에 압력(음압)을 가지고 있습니다. 귀를 막은 상태에서는 그 음압이 내이에 직접 가해져 유모세포를 서서히 손상시킵니다.

이어폰이나 헤드폰은 매일같이 사용하는 사람이 많으며, 그 상태가 장기간에 이르면 장애가 점점 축적됩니다. 그러면 이명이 나타나고 높은 소리부터 잘 들리지 않는 변화가 일어납니다.

휴대전화에 귀를 댄 채 장시간 통화하거나 오락실 등 시끄러운 장소에 오래 머무는 것도 소음성 난청의 원인이 됩니다.

한편, 음향외상이란 콘서트장이나 클럽 등의 폐쇄 공간에서, 돌발적으로 큰 소리에 노출됨으로써 일어나는 장애입니다. 강한 소리 자극에 의해 유모세포가 단번에 흔들려 이명이나 난청이 나타납니다. "콘서트장을 나오며 이명이 들렸다"는 것은 자주 볼 수 있는 케이스입니다.

또, 공사 현장 등 큰 소리에 노출되는 직장 환경이나, 폭발물을 취급하는 직업이라면 주의가 필요합니다. 덧붙여서, 운동회에서 사용되는 출발음 권총 소리에도 내이 장애가 발생하는 경우가 있습니다.

밴드부나 검도부 소속인 학생에게 이명이 많은 것도, 큰 소리가 귓가에서 반복적으로 발생하기 때문입니다. 이러한 동아리 활동에 참가하고 있는 경우라면 귀를 지키려는 인식이 중요합니다.

메니에르병: 내이 부종이 원인

메니에르병은 내이 림프액의 양이나 압력 조절이 잘 되지 않아서, 내이가 물집처럼 부어오른 상태가 되는 병입니다. 이 상태를 '내림프수종'이라고 하며, 내이의 기능과 혈류에 악영향을 미칩니다. 그 결과 이명, 난청, 어지럼증 등의 증상이 나타나게 됩니다.

이 질병의 가장 큰 특징은 심한 회전성 어지럼증을 동반한다는 것입니다. 자기 자신이나 주변의 풍광이 빙글빙글 도는 것처럼 느껴져 서 있을 수 없을 정도의 강한 현기증이 엄습합니다. 발작 중에는 메스꺼움이나 구토, 두통, 어깨 결림 등을 동반하는 경우도 적지 않습니다.

현기증 발작의 전후나 와중에는 한쪽의 '삐-', '찌-'와 같은 고음의 이명이 생기고 동시에 청력 저하도 일어납니다. 이명은 현기증 발작이 일어나기 전부터 느껴지기도 하며, 발작이 진행되면서 소리의 높이와 크기가 변합니다.

메니에르병이 성가신 점은 발작을 반복하는 병이라는 것입니다. 그때마다 내이의 유모세포가 손상을 입고 이명은 점차 만성화되고 청력도 서서히 저하됩니다. 한 번 상처 입은 유모세포는 원래대로 돌아가지 않기 때문에 증상은 발작을 거듭할수록 개선되기 어려워집니다.

현기증 발작은 그 자체는 매우 괴롭지만, 대부분의 경우는 일시적으로 일어나고 가라앉습니다. 따라서 발작이 진정되면 '이제 괜찮을 거야'라고 치료를 그만둬버리는 사람도 있습니다. 그러나 증상이 가라앉아 있는 동안에도 내이의 부담은 계속되고 있어 방치함으로써 이명이나 난청이 진행될 수 있습니다.

그렇기 때문에 발작을 반복하기 전의 초기 단계에서 메니에르병에 정통한 전문의의 도움을 받아 적절한 치료를 받는 것이 중요합니다. 조기 대응으로 이명의 만성화나 청력 저하를 막을 가능성은 높아집니다.

전음성 난청 : 저음역대 난청과 낮은 소리의 이명

이명·난청은 내이나 뇌뿐만 아니라 고막이나 중이처럼 소리를 전달하는 경로의 이상에 의해 발생하기도 합니다. 외이에서 고막, 중이까지는 소리를 내이로 전달하는 부위이며, 여기에 장애가 생겨 소리가 잘 전달되지 않는 상태를 전음성 난청이라고 합니다.

이 전음성 난청에 따라 이명이 생길 수도 있습니다.

전음성 난청·이명의 원인으로는 귀지, 중이염과 이경화증, 이소골 기형이나 분리, 충치 등이 있습니다.

중이염은 세균이나 바이러스 감염에 의해 중이에 염증이 발생하여 귀의 통증, 이명, 난청 등의 증상이 나타나는 질병입니다. 급성기일 경우에는 항균제 복용이나 고름 제거를 통해 나을 수 있습니다. 그러나 치료를 도중에 그만두거나 조기에 적절한 치료를 받지 않으면, 만성화될 위험이 높아집니다. 더 악화된다면 내이에까지 염증이 번질 수 있습니다.

이경화증은 이소골의 하나인 등자뼈가 유착되는 질환입니다. 그로 인해 소리의 진동이 잘 포착되지 않아 저음역대를 듣기 어려워지고 이명도 나타납니다. 이경화증은 진행성 질병으로, 방치하면 서서히 청력 저하가 진행될 수 있습니다.

또한 이관협착증이나 이관개방증이라고 하는 질환도 있습니다.

이관(유스타키오관)은 중이의 고실과 목을 연결하는 관으로, 중이의 공간과 외이의 기압이 같아지도록 조정하는 밸브가 있습니다. 일반적으로 이 밸브는 닫혀 있지만, 뭔가를 삼키거나 입을 크게 벌리면 밸브가 열려 공기가 드나드는 구조로 되어 있습니다. 이 밸브의 개폐를 원활히 할 수 없게 되는 것이 이관협착증이나 이관개방증입니다.

이러한 이관의 이상으로 기압 조절이 잘 되지 않으면 귀의 폐색감, 저음이 잘 들리지 않는 난청, 이명이 생기기 쉽습니다. 이 귀의 폐색감에 대한 대책은 매우 중요합니다.

전음성 난청에 동반되는 이명의 특징은, '우-', '부-', '쫘-', '가-' 등의 저음입니다.

또 '코또코또', '카따카따'(한국인 환자들은 '바스락, 딱딱'이라고 표현합니다) 하는 소리가 날 때가 있습니다. 이것은 귀지가 원인인 경우가 많습니다. 주의해야 할 것은 귀 청소입니다. 스스로 자주 하면 외이염을 일으켜 난청이나 이명의 원인이 될 수 있습니다. 귀지는 잡아 빼내는 것이 아니라 자연스럽게 밖으로 배출되는 것이 가장 좋습니다. 자연스럽게 정돈되는 것이죠.

그래서 일상적인 귀 청소는 하지 말아야 합니다. 만약 귀지가 신경이 쓰인다면, 이비인후과에서 진료를 받아보는 것을 추천합니다.

이상이 이명을 일으키는 내이와 중이의 주요 질환입니다. 개선을 위해서 무엇보다 중요한 것은 증상을 만성화시키지 않는 것입니다. '곧 나을 거야'라고 상태를 방치하지 않고, 가능한 한 빠른 단계에서, 이명·난청의 진료에 정통한 의사를 찾아가 적절한 치료를 받는 것이 회복되는 지름길이 됩니다.

이명에 따른 증상 ①
불면

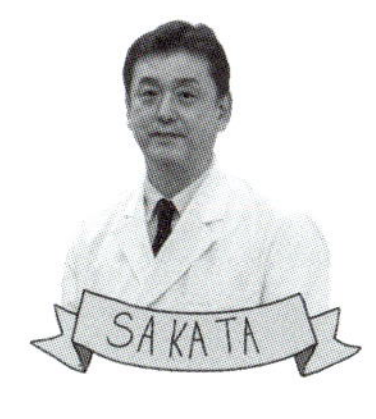

이명이나 난청의 문제는 불쾌한 소리가 시끄럽다거나 잘 들리지 않는다는 것에 그치지 않습니다. 더 심각한 증상으로 이어지는 경우가 적지 않습니다.

이명 환자에게 특히 많은 것은 수면장애, 그중에서도 불면증의 호소입니다. 밤에 잠자리에 들어 조용해지면 낮보다 이명이 갑자기 크게 느껴져서 좀처럼 잠들지 못하게 되는 것입니다.

낮에는 주위의 소리에 섞여 있던 이명도 밤의 조용한 환경에서는 분명하게 들립니다. 이것은 이명이 강해진 것이 아니라 주위 소리가 사라지면서 뇌가 이명에 집중하기 때문입니다. 결과적으로 이

불 속이야말로 이명이 커져 잠들기를 방해하는 곳이 됩니다. 그럴 때 '이대로 잠을 못 자면 어떡하나', '이명이 낫지 않는 거 아닐까' 하는 불안감이 머릿속에 떠오릅니다. 그로 인해 뇌는 긴장 상태에 들어가고 점점 더 잠들 수 없게 됩니다. 이처럼 이명 그 자체와 더불어, 이명에 대한 불안과 공포가 불면증을 악화시키는 경우가 많습니다.

이명과 불면은 서로 영향을 미치는 관계에 있습니다. 잠을 못 자면 뇌의 피로가 축적되고, 그로 인해 더욱 이명이 강하게 느껴지는 악순환에 쉽게 빠지는 것입니다.

그래서 이해해주셨으면 하는 것이 있습니다. 이명은 특별한 사람에게만 일어나는 것이 아니라 누구에게나 존재하는 현상이라는 점입니다. 이명 소리를 완전한 '제로'로 만들 수는 없다는 거죠. 다만, 일상생활에서 신경이 쓰이지 않는 상태까지 억제해가는 것은 가능합니다.

그러기 위해서는 이명 자체와 싸우려고 하기보다 신경이나 뇌가 과민해져 있는 상태를 조절해가는 것이 중요합니다. 앞에서 설명한 것처럼 혈류 개선과 염증 억제는 귀와 뇌의 부담을 줄이고 이명을 잘 느끼지 않는 토대가 됩니다.

이에 더해 식사나 운동 같은 생활습관을 재검토하고 혈류를 촉진함으로써 신경의 흥분은 서서히 진정시킬 수 있습니다. 그리하여

'잠들 수 있는 몸', '안심할 수 있는 뇌의 상태'를 되찾아가는 것이 이명과 불면의 악순환을 끊는 첫걸음이 됩니다.

특히 중요한 것이 자율신경의 균형을 잡아가는 것입니다. 신경은 흥분과 억제가 시소처럼 균형을 이루면서 항상성(homeostasis)을 유지합니다. 일정한 상태를 항상 유지하려고 한다는 뜻입니다.

자율신경에는 교감신경과 부교감신경이 있습니다. 교감신경이 흥분을, 부교감신경이 억제를 담당하고 있습니다. 교감신경은 활동할 때나 긴장할 때 우위가 되는 신경으로 심박수를 올리고 혈관을 수축시켜 몸을 '투쟁 또는 도피(fight or flight)' 상태로 만듭니다. 한편, 부교감신경은 휴식이나 수면 시에 우위가 되어 혈관을 넓히고 내장의 움직임을 조절해 몸을 회복시키는 역할을 담당합니다. 본래 이두 신경은 시소처럼 균형을 잡으면서 필요에 따라 전환됩니다.

그런데 이명이 계속되면 자율신경의 균형이 흐트러지고 흥분을 담당하는 교감신경이 높아지기 쉽습니다. 교감신경이 우위인 상태가 지속되면 몸은 부교감신경의 '휴식 모드'로 전환되기 어려워 잠이 얕아집니다. 그 결과 잠들기도 어렵지만 밤중에 몇 번씩이나 깨기도 하고, 아침에 일어나도 피로가 풀리지 않는 등의 증상이 나타납니다.

이 자율신경의 흐트러짐을 조절하기 위해서는 우선, 하루의 시작에 아침 해를 쬐는 것이 중요합니다. 아침 햇살을 받으면 체내 시계가 조정되어 교감신경에서 부교감신경으로의 전환이 원활해집니다.

　기상, 취침 시간도 일정해야 합니다. 일정한 취침 시간이 힘들다면, 기상 시간은 반드시 일정하게 합시다. 5분만 어긋나도 안 됩니다. 또한 하루 세 끼를 가능한 같은 시각에 섭취하는 것도 자율신경의 밸런스에 도움이 됩니다.

이명에 따른 증상 ②
우울 · 불안

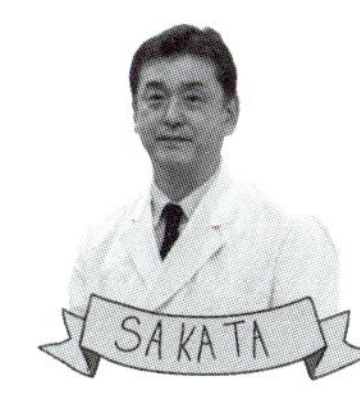

이명이나 난청이 지속되면 불면뿐만 아니라 우울증이나 불안 같은 정신적인 증상을 동반하는 경우가 적지 않습니다. 현대 사회에서는 이런 '우울' 상태인 분들이 많고 큰 사회적 문제이기도 합니다.

이것은 기분 탓이나 연약한 성격이라서가 아니라 뇌의 작용으로 설명될 수 있는 현상입니다.

우리의 뇌에는 편도체라고 하는 감정(정서)을 관장하는 중요한 부위가 있다고 앞서 이야기했습니다. 편도체는 불안, 공포, 긴장과 같은 감정을 순식간에 감지하고 위험으로부터 자신을 보호하기 위한 반응을 일으키는, 이른바 감정의 '경보장치'와 같은 존재입니다.

이 편도체는 뇌의 측두엽 안쪽에 좌우 한 쌍으로 자리하고 있습니다. 그리고 흥미롭게도 소리를 처리하는 청각피질도 측두엽에 위치하고 있습니다. 이러한 배치로 인해 청각은 다른 감각에 비해 감정의 영향을 받기 쉽다는 특징이 있습니다.

특히 이명과 같이 뜻 모를 소리가 반복적으로 들릴 경우에 편도체는 그것을 '불쾌한 소리이지 않나', '위험한 신호 아닐까'라고 판단할 것입니다. 그러면 불안이나 긴장이 고조되고, 그 감정으로 인해 소리에 대해 의식이 더욱 강화됩니다. 이렇게 해서 '이명 → 불안 → 더욱 이명이 신경 쓰임'이라고 하는 악순환이 생깁니다.

예를 들어 같은 음악이라도 컨디션이 좋고 편안할 때와 피곤할 때, 전혀 다르게 느꼈던 경험은 없었습니까? 소리 자체는 변하지 않았는데 심신 상태에 따라 '기분 좋은 소리'가 되기도 하고 '시끄러운 소리'가 되기도 합니다.

시각도 감정의 영향을 받지만, 색 자체가 다른 색으로 보이지는 않습니다. 빨간색이 그날 기분에 따라 파란색이나 검은색으로 보이는 일은 없을 것입니다. 그러나 청각은 감정의 상태에 따라 소리의 크기나 질을 느끼는 방식이 달라져버리는 매우 섬세한 감각입니다.

이명이 계속되면, 뇌에는 '의미 없는 소리 정보'가 계속 전달됩니다. 그 결과 뇌는 쉴 수 없고 불안과 긴장이 만성화되어 기분이 침체되거나 답답한 상태에 빠지기 쉽습니다. 이명이 불안을 낳고 불안이 이명을 증폭시킨다, 라는 악순환이 우울과 강한 불안으로 이어지는 것입니다.

특히 고령자나 난청을 동반한 사람, 원래 감각 조절이 어려운 사람은 소리의 정보 처리가 원활하지 않아 증상이 만성화되기 쉽습니다. 그렇기 때문에 이명의 치료에서 귀만 살펴보는 것은 충분하지 않습니다. 뇌, 특히 감정을 관장하는 부분의 긴장을 어떻게 완화시킬까. 이 대목이 이명을 편안하게 하고 우울증이나 불안을 방지하기 위한 중요한 열쇠가 됩니다.

이명에 따른 증상 ③
어지럼증

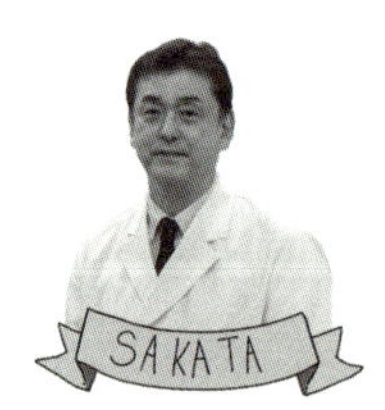

이명이나 난청과 함께 어지럼증을 호소하는 환자가 많이 있습니다. 실제로 이명의 85~90%는 어지럼증이나 난청과 세트로 나타납니다.

어지럼증이란 실제로는 자신의 몸이나 주위는 움직이지 않는데, '빙글빙글 돌고 있다', '둥둥 떠 있다', '몸이 기울어져 있다'라고 느끼는 상태입니다. 본래 우리 뇌는 눈과 귀와 몸의 감각에서 정보를 모아 '내가 어디에 있고 어떤 자세인가'를 바르게 판단하고 있습니다.

그런데 정보의 주고받기가 잘 안 되면 뇌가 혼란스러워지면서 실제와는 다른 움직임을 느끼게 되는 것입니다. 이게 어지럼증의 정체입니다.

이명이나 난청에 어지럼증이 동반되기 쉬운 것은 내이의 구조적 문제 때문입니다.

내이에는 소리를 감지하는 달팽이관뿐만 아니라 몸의 균형을 유지하는 역할을 담당하는 '전정'과 '세반고리관'이 있습니다. 이들은 머리의 움직임이나 기울기를 감지해 뇌로 전달함으로써 우리가 똑바로 서서 걸을 수 있도록 일하고 있습니다.

이 평형감각을 관장하는 전정과 세반고리관, 그리고 달팽이관은 불과 1세제곱센티미터 정도의 좁은 공간에 동거하고 있습니다. 게다가 이 둘은 서로가 가느다란 관으로 묶여 있습니다. 따라서 내이에 병변이 생기면 청각과 평형감각이 함께 흐트러지기 쉬운 것입니다.

내이의 혈류가 나빠지거나 염증이나 부종이 생기면 이명이나 난청과 함께 평형감각의 기능이 흐트러집니다. 그 결과 어지럼증 증상이 나타납니다. 어지럼증에는 다음 네 가지 유형이 있습니다.

회전성 어지럼증: 주변 사물이 빙글빙글 도는 것처럼 느껴진다

자신은 움직이지 않는데, 자신이나 주변이 빙글빙글 돌고 있는 것처럼 느끼는 현기증입니다. "눈이 돈다", "천정이나 바닥이 돈다" 라고 표현되는 경우가 많고, 서거나 걸을 수 없을 정도로 강하게 나

타나기도 합니다. 메스꺼움을 동반하는 경우도 많습니다. 만일 메니에르병이 있다면 한쪽 이명이나 난청을 동반한 어지럼증이 동시에 일어나는 특징을 보일 것입니다.

부동성 어지럼증: 둥둥 구름 위를 걷는 것처럼 느껴진다

부동성 어지럼증은 몸이나 발밑이 둥둥 떠다니는 것처럼 느껴지는 어지럼증입니다. "구름 위를 걷는 것 같다", "땅에 발이 닿지 않는 느낌"이라고 표현되는 경우가 많습니다. 장시간 지속되는 경우가 많아 불안감이나 집중력 저하를 동반하는 경우도 적지 않습니다. 양쪽 귀나 뇌 또는 뇌의 중심에 병변이 나타날 때 많이 볼 수 있습니다. 최근에 지속적 체위지각 어지럼증(PPPD, Persistent Postural-Perceptual Dizziness)이라는 개념이 큰 문제가 되고 있습니다.

동요성 어지럼증: 몸이 좌우, 전후로 흔들리는 것처럼 느껴진다

동요성 현기증은 몸이 좌우와 전후로 흔들리고 있는 것처럼 느끼는 어지럼증입니다. "배를 타고 있는 것 같다", "몸이 안정되지 않는다"는 호소가 많아 의자에 앉아 있어도 아찔한 경우가 있습니다. 양쪽 귀와 뇌, 소뇌충부(cerebellar vermis)에 병변이 있을 때 발생하기 쉽습니다.

암전발작 · 실신발작으로 인한 어지럼증 : 눈앞이 캄캄해진다

이 어지럼증은 갑자기 어느 순간에 눈앞이 어두워지거나 의식이 멀어지는 등의 형태로 나타납니다. 일시적으로 뇌로 가는 혈류가 저하되어 일어나고 두근거림, 식은땀, 기립성 현기증을 동반할 수 있습니다. 대부분의 경우는 단시간에 회복되지만, 반복된다면 주의가 필요합니다. 심장 질환이나 갑상선 질환, 고혈압, 고혈당 등이 관련되어 있는 경우가 있습니다.

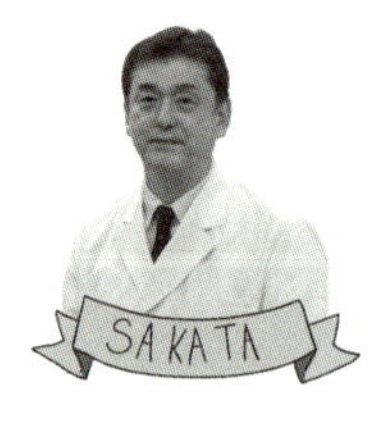

대사는 '먹은 것을 에너지로 바꾼다', '혈당·지질·혈압을 일정하게 유지한다', '몸에 필요한 물질을 합성하고 불필요한 노폐물은 분해하고 배출한다'와 같은 생명 유지를 위한 일련의 기능을 말합니다.

대사 질환이란, 이러한 대사 시스템이 잘 작동하지 않아서 몸의 항상성(밸런스)이 무너진 상태를 말합니다. 몸속에서 쓰이는 에너지를 생산하고 있는 미토콘드리아는 전신의 모든 세포에 존재합니다. 특히 내이에서의 미토콘드리아 기능은 이명을 조절하는 데 매우 중요합니다. 항산화, 항염증과 함께 복잡한 작용을 하고 있기 때문입니다.

구체적으로 대사 질환에는 당뇨병, 이상지질혈증, 고혈압, 고요산혈증 등이 있습니다. 이러한 대사 질환은 혈관과 혈류에 영향을 주어 내이나 뇌로의 에너지 공급을 저하시킵니다. 이것이 이명을 악화시키는 요인이 되는 것입니다.

예를 들어, 당뇨병의 합병증으로 내이에 해를 줄 수 있습니다. 이렇게 되면 이명이나 진행성 난청이 발생하게 됩니다.

또한 이상지질혈증이나 고혈압, 고요산혈증 등에 의해 동맥경화가 진행되면 이명이 발생합니다. 동맥경화란 혈관 벽이 단단하고 두꺼워져 혈류가 나빠지는 상태를 말합니다. 동맥경화는 대사 질환에 의해 쉽게 진행됩니다. 그로 인해 혈관이 유연함을 잃으면 내이나 뇌에 충분한 혈액이 도달하지 않게 됩니다.

특히 내이의 혈관은 매우 가늘어 혈류 저하의 영향을 받기 쉬운 기관입니다. 그 결과, 유모세포나 신경의 기능이 저하되어 이명이 발생하기 쉽습니다.

한편, 신장병에 의해 배출 기능이 쇠약해진 경우에도 이명이 생길 수 있습니다. 유해한 물질이나 치료를 위해 투여한 약물이 체내에 축적되기 때문입니다. 그것이 귀에도 영향을 주어 이명이나 난청, 어지럼증을 일으키는 것입니다.

게다가, 대사 질환 중에서 고혈압이 시작되자 이명이 나타나는 환자가 적지 않습니다. 이명을 느끼고 의료기관에서 진찰을 받았는데, 처음으로 혈압이 높다는 것을 알았다는 환자도 있습니다.

고혈압에서 오는 이명은 고막 뒤를 지나는 내이동맥이 원인이 되는 경우가 많고, 주로 혈액이 흐르는 소리가 이명으로 들립니다.

일본에서는 고혈압 환자가 많아서 약 2,400만 명이 강압제(혈압을 낮추는 약)를 처방받고 있다고 합니다. 즉, 강압제를 복용하고 있는 사람이 매우 많다는 이야기입니다. 이 강압제의 부작용으로 회전성 어지럼증이 생길 수 있습니다.

고혈압이 생기면 자신이 둥둥 뜨는 것처럼 느끼는 부동성 어지럼증이 동반되는 경우가 있습니다. 통상 회전성 어지럼증은 일어나지 않습니다. 다만 강압제를 복용하고 혈압이 너무 떨어져버리면 자신이나 주변이 빙글빙글 도는 것으로 보이는 회전성 어지럼증이 생길 수 있습니다.

고혈압과는 반대로 저혈압 환자는 회전성 어지럼증을 호소하는 사람이 많습니다. 특히 이른 아침 눈떴을 때처럼 혈압이 떨어지면 생기는 경우가 많습니다. 저혈압 환자는 혈류가 항상 저하된 상태에 있기 때문에 내이 질환을 조심해야 합니다. 실제로 돌발성 난청이나 메니에르병 환자에게서 저혈압을 많이 볼 수 있습니다. 이때는 주로 '삐-', '찌-' 등 고음의 이명이 일어나기 쉽습니다.

턱관절장애나 염색약이
이명을 악화시킨다

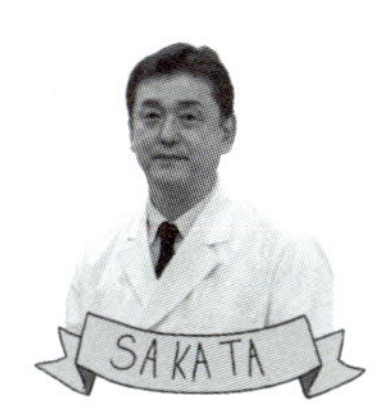

내이나 뇌 질환, 노화, 소음 이외에도 이명의 악화 요인은 다양합니다. 그중 하나가 턱관절장애입니다.

턱관절장애란 턱관절이나 그 주변 근육에 이상이 생긴 상태를 말합니다. '턱이 아프다', '입을 벌리기 어렵다'는 강한 증상부터, '턱이 딱딱 소리가 난다', '위화감이 있다'라는 가벼운 것까지 정도는 다양합니다.

턱관절장애가 이명을 악화시키는 이유 중 하나로 머리와 목의 어긋난 균형이 지적되고 있습니다. 턱의 위치가 틀어지면 머리를 지탱하는 목뼈, 즉 경추에도 영향을 미치기 쉽습니다.

경추는 7개의 뼈가 쌓여서 구성되며, 그중에서도 머리의 무게를 지탱하는 경추 1번과 목의 움직임에서 중심이 되는 경추 2번은 자세나 치아 맞물림의 영향을 받기 쉬운 부위입니다. 이러한 균형이 무너지면 머리가 약간 기울어지거나 뒤틀릴 수 있습니다.

또한 경추에는 뇌와 내이로 혈액을 보내는 척추 뇌저동맥(basilar artery)이 지나갑니다. 목과 머리의 긴장이 강하게 지속되면 쉽게 혈류에 영향을 미쳐서, 뇌와 내이의 기능에도 영향을 줄 수 있습니다.

이와 같이 턱관절장애에 의해 턱과 목과 머리의 균형이 흐트러지면 혈류나 신경의 긴장으로 인해 이명이 악화되는 한 요인이 됩니다. 게다가 턱의 딱딱거리는 소리나 통증 등의 자극이 계속됨으로써 내이 주변의 신경이나 힘줄의 긴장이 높아져 이명의 악화 요인이 될 수 있습니다.

턱관절장애의 치료는 구강외과에서 받을 수 있습니다. 또 턱관절장애의 치료에 열심인 치과 의사도 있습니다. 이러한 전문의의 진찰을 받아 치료하는 것도 이명의 개선에는 중요합니다.

또한 턱관절장애의 예방과 개선에는 '웃음'도 도움이 됩니다. 턱관절장애가 있는 사람은 턱의 움직임을 지탱하고 있는 내외측 익돌근(pterygoid muscle, 날개근)이 긴장하고 굳어 있는 경우가 많습니다. 따라서 턱관절장애의 예방과 개선에는 이러한 근육들을 부드럽게 움직여 긴장을 풀어주는 것이 중요합니다. 그래서 효과적인 게 많이 웃는 것입니다.

웃으면 익돌근을 포함한 저작근(씹을 때 사용되는 근육)뿐만 아니라 턱 주변의 근육과 표정근이 널리 사용됩니다. 웃는 것은 얼굴이나 턱 근육에 있어서 자연스럽고 무리가 없는 스트레칭과 같습니다. 일본에서는 유도정복사(국가공인 자격증 소유자로 정골사, 접골사라고도 한다. 뼈, 관절, 근육, 힘줄, 인대 등에 발생하는 골절, 탈구, 염좌, 타박상 등에 대한 수기치료를 한다)가 턱 관절, 경추의 고유수용기에 지압으로 수기치료를 하고 있습니다.

또 하나, 이명이나 난청의 예방에 중요한 것이 있습니다. 바로 염색약을 조심하는 것입니다.

일본은 염색약의 폐해에 대한 인식이 매우 낮은 경향이 있습니다. 염색약 속에는 철이나 구리 등의 광물질과 유해한 화학물질이 많이 포함되어 있습니다. 그 중 하나가 아닐린색소 유도체(아닐린을 변화시킨 화학물질)입니다.

아닐린 색소는 원래 염료의 성분입니다. 다만 독성이 매우 강하기 때문에 최근에는 화학적으로 변화시킨 유도체가 사용되고 있습니다. 하지만 아닐린의 독성은 강하게 남아 있습니다. 게다가 아닐린색소 유도체는 두피에서 뇌로 스며들기 쉽고 배출되기는 어려운 성질을 가지고 있습니다. 그래서 이 독성물질은 뇌에 쉽게 축적되는 것으로 보입니다.

따라서 염색을 반복하는 사람은 아닐린색소 유도체가 뇌에 쉽게 영향을 끼칠 위험성이 있는 것입니다. 이 악영향을 가장 받기 쉬운 것은 바로 전정소뇌(vestibulocerebellum)라는 부위입니다.

전정소뇌는 소뇌의 일부입니다. 소뇌는 지각과 운동 기능, 몸의 평형감각을 담당하고 있습니다. 그 일부인 전정소뇌에는 귀와 눈의 기능을 조절하는 역할이 있습니다. 그래서 이 부위에 이상이 생기면 이명이나 난청, 어지럼증이 발생하기 쉬운 것입니다.

물론, 염색약의 사용을 반복하고 있는 사람이 반드시 이명이 생기는 것은 아닙니다. 체질에는 개인차가 있기 때문입니다. 그렇지만, 지금 이명으로 고민하고 있다면 더 이상의 염색은 그만두기를 추천합니다. 만약 흰머리를 염색하고 싶다면 아닐린색소 유도체를 포함하지 않은 헤나 등의 식물성 염료나 해조 유래 염료 등을 선택하는 것이 좋습니다.

담배나 커피가
이명을 일으킬 가능성

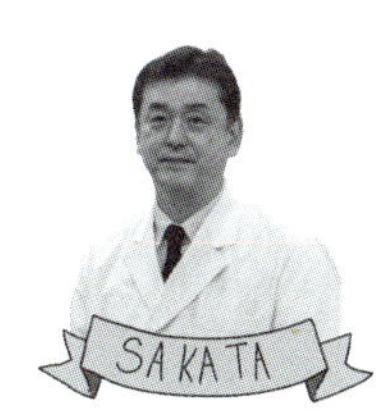

이명을 악화시키는 또 하나의 요인은 기호품입니다. 특히 문제가 되는 것은 담배입니다.

담배에 포함된 니코틴은 전신의 혈관을 수축시켜 혈액 순환을 악화시키는 작용이 있습니다. 특히 뇌간이나 내이 등에 혈액을 보내고 있는 모세혈관일수록 니코틴에 의한 영향이 강해집니다.

게다가 담배 연기에는 일산화탄소가 포함되어 있습니다. 일산화탄소는 적혈구와 산소의 결합을 방해하는 작용을 합니다. 따라서 담배를 피우면 뇌와 내이로 가는 산소의 혈류량이 줄어버립니다.

담배는 그야말로 '백해무익'입니다. 진정으로 이명을 개선하고 싶다면 금연은 빼놓고 생각할 수 없습니다. 그렇지만 담배는 매우 의존성이 높은 기호품입니다. '건강을 위해서는 좋지 않다'라고 마음속 어딘가에서 알고 있어도, 그만두는 것은 힘듭니다.

아무리 시도해도 금연이 힘들다는 사람은 금연 외래를 방문해보시기 바랍니다. 최근에는 금연 치료라는 것을 받을 수 있고, 좋은 약도 있습니다. 금연이 힘든 것은 처음 2주뿐입니다. 이 산만 넘으면 니코틴에 대한 의존이 희미해지고 담배가 없는 생활에 점점 익숙해질 수 있습니다.

담배를 피우고 싶어지면 천천히 물 마시기, 껌 씹기, 양치질하기, 심호흡하기, 산책하기, 가볍게 스트레칭하기 등 릴랙스를 위해 힘써야 합니다. 담배는 스트레스를 받을 때일수록 피우고 싶어지기 때문입니다.

또한 카페인을 함유한 음료에도 주의가 필요합니다. 커피나 홍차, 녹차가 그렇습니다. 카페인은 신경을 흥분시키는 작용이 있습니다. 이명은 내이의 유모세포가 흥분하여 이상음을 내는 상태입니다. 그런 상태에서 카페인을 섭취하면 점점 더 내이를 흥분시키고 이명은 악화될 것입니다.

다만 커피, 홍차, 녹차에는 각각 건강 효과가 있는 것으로 알려져 있습니다. 커피에 포함된 클로로겐산은 항산화 작용과 혈류 개선 작용이 있고 혈관 건강을 뒷받침하는 작용이 있습니다. 홍차는 몸을 따뜻하게 하는 기능이 있고, 녹차의 카테킨은 항산화 작용이 강해 암 예방에도 좋다고 알려져 있습니다.

이러한 건강상의 이점을 감안해도 이명이 있는 사람에게는 폐해가 더 큽니다. 손실이 이득을 넘어서버립니다. 따라서 이명으로 고민하는 사람은 카페인을 함유한 커피, 홍차, 녹차를 마시지 않는 것이 좋습니다.

이런 말을 하면 "하루에 한 잔 정도면 괜찮겠죠"라고 반박하는 사람도 있습니다. 확실히 과학적 근거에서 말하면, 하루 한 잔과 제로는 유의미한 차이(통계적으로 우연이 아닌 차이)는 없을지도 모릅니다. 하지만 진심으로 치료하고 싶다면, 원인이 되는 기호품은 일절 그만둘 각오를 해야 합니다. 왜냐하면 자신에게 관대한 사람일수록 다시 양이 쉽게 증가하기 때문입니다.

또한 과도한 음주도 내이나 뇌에 영향을 미칩니다. '술은 백약의 으뜸'이라는 말이 있지만 그것은 적절한 양일 때를 말합니다. 과음하면 뇌간이나 소뇌의 기능에 해를 끼치고 이명이나 어지럼증의 원인이 됩니다.

술에 릴랙스 효과가 있는 것은 사실입니다. 이명으로 잠 못 이루는 밤, 적당한 술을 입에 대는 정도라면 문제없지만, 과음은 금기입니다. 적당량을 제어할 수 없는 사람이라면 아예 끊어야 합니다.

헤르페스 바이러스가
재활성화되면

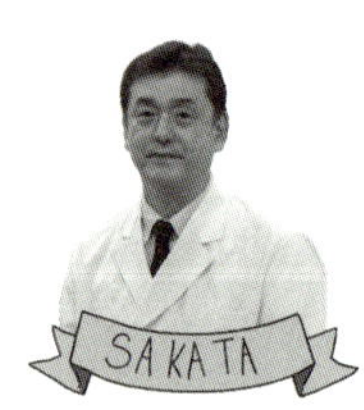

이명이나 난청의 원인으로 헤르페스 바이러스의 관여를 생각해볼 수 있습니다. 헤르페스 바이러스는 피부나 점막에 수포(물집)를 일으키는 바이러스의 일종입니다. 크게 나눠 단순 헤르페스 바이러스와 수두·대상포진 헤르페스 바이러스 두 종류입니다. 헤르페스속(屬)의 대상포진은 물집이 모여 나타나는 상태를 말합니다.

헤르페스 바이러스의 특징은 일단 감염되면 체내 신경세포에 잠복했다가 면역력이 떨어졌을 때 다시 활동을 시작한다는 것입니다. 이것을 '재활성화'라고 부릅니다.

재활성화가 일어나는 계기는 강한 피로, 과도한 스트레스, 수면 부족, 감기 등으로 다양하지만, 면역력 저하를 일으킨다는 점은 공통적입니다.

또한 주의해야 할 것은, 재활성화해도 반드시 물집이 나타난다고는 할 수 없다는 것입니다. 겉보기에 이상이 없어도 신경에 염증을 일으켜 불쾌한 증상이 지속될 수 있습니다.

만약 이명 외에 귀의 통증이나 두통, 구내염이 반복되는 일이 많다면 그 편측성 이명은 헤르페스 바이러스에 의해 발생했을 가능성을 고려해봐야 합니다.

헤르페스 바이러스가 이명을 일으키는 것은 와우신경이나 내이 등 귀와 관련된 신경에 잠복해 있다가 재활성화된 경우입니다. 이 부위에서 염증이 발생하면 이명이나 난청, 어지럼증이 생깁니다. 경우에 따라서는 뇌의 신경세포에 영향을 미칠 수도 있습니다. 포인트는 편측성이라는 거죠. 급성기에는 항바이러스제를 사용합니다. 급성기의 편측성 이명은 음향성 청각장애에 따른 이명을 제외하면 이것이 원인입니다.

실제로 일본인의 약 8%가 괴로워하는 것으로 알려진 편두통에도 헤르페스 바이러스의 관여가 의심되고 있습니다. 편두통은 뇌의 혈관이 과도하게 확장되어 염증을 일으키면서 나타나는데, 그 트리거 중 하나로 바이러스의 재활성화가 꼽히고 있습니다.

덧붙이면, 헤르페스 바이러스는 130종류 이상 존재하지만 사람에게 감염되는 것은 8종류입니다. 그중에서도 이명과 깊은 관계가 있는 것이 수두·대상포진 헤르페스 바이러스와 단순 헤르페스 바이러스 1형입니다.

여러분들이 잘 아시는 것은 수두·대상포진 바이러스일 겁니다. 소아 감염으로 알려진 수두를 일으키는 헤르페스 바이러스입니다. 이 헤르페스 바이러스가 다시 활성화되면 대상포진이 됩니다. 몸의 한쪽에 강한 통증을 동반하는 띠 모양의 붉은 발진이나 물집이 생깁니다. 또 이 바이러스가 안면신경이나 와우신경으로 재활성화가 되면 편측 이명이나 난청, 어지럼증 외에 편측 안면신경 마비가 올 수 있습니다.

단순 헤르페스 바이러스 1형도 이명의 원인이 되는 바이러스입니다. 단순 헤르페스 바이러스 1형은 '구순 헤르페스'의 원인으로도 알려져 있습니다. 입술 수포나 구내염을 일으키는 바이러스입니다. 이 바이러스가 내이 등으로 재활성화되면 돌발성 난청이나 편측 이명이 발생합니다.

이 두 헤르페스 바이러스의 감염은 결코 남의 일이 아닙니다. 수두·대상포진 바이러스는 일본인 거의 전원이 가지고 있는 바이러스입니다. 단순 헤르페스 바이러스는 일본인의 70~80%가 몸에 지니고 있다고 추정되고 있습니다.

헤르페스 바이러스에 의한 이명은 조기에 항바이러스제를 사용하면 회복을 기대할 수 있습니다. 하지만 방치하면 신경장애가 고착화되고 증상이 만성화될 위험이 높아집니다. 그래서 겉보기에 이상이 없더라도 "갑자기 이명이 시작됐다", "감기나 강한 피로 후에 증상이 악화됐다"고 하는 경우에는 헤르페스 바이러스의 관여를 염두에 두어야 합니다. 중증화 예방으로 대상포진 백신도 검토하는 것이 좋습니다. 빨리 전문의와 상담하는 것이 중요합니다.

Chapter 3
도심에서 떨어진 병원에 환자가 몰리는 이유

이런 이명 환자가
일부러 찾아온다

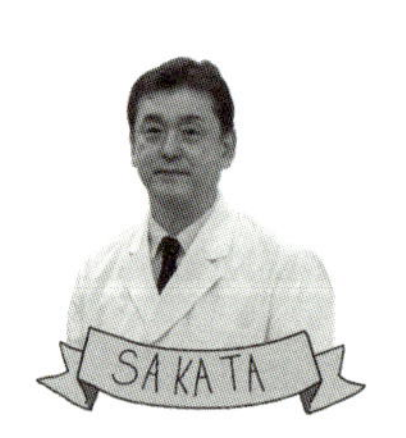

제 클리닉은 사이타마 현의 카와고에(川越)라는 곳에 있습니다.

도쿄역에서 전철로 약 1시간 정도 걸리는 입지이지만, 여기에는 일본 전국에서 환자가 찾아옵니다. 북쪽은 홋카이도, 남쪽은 오키나와까지 먼 곳에서 시간과 노력을 들여 발걸음을 옮기는 분이 적지 않습니다. 왜 비행기와 신칸센, 전철을 갈아타고 환자가 오는 것일까요?

그만큼 만성화된 이명의 고통이 깊고, 어디를 가도 개선의 실마리를 찾을 수 없었던 사람이 많기 때문입니다. 특히 이명의 경우 1장에서도 말씀드렸다시피 원인이 되는 부분은 귀부터 뇌에까지 이릅니다. 단순한 질환이나 증상만 진단해서 치료법을 찾는 의료 방식으로는 이명 개선이 어렵습니다.

귀나 머릿속에서 불쾌한 소리가 계속 울리는 환자는 생활의 질이 확실히 낮아집니다. 그런데도 "참을 수밖에 없다"는 의사의 말을 듣는다면 어떨까요? 그래도 이명이 사라진 생활을 포기할 수 없어 아무리 멀어도 저의 카와고에 이과학클리닉까지 오는 사람이 적지 않습니다. 환자가 한 명이라도 있는 한 우리의 도전 역시 끝나지 않습니다.

그러면 실제로 제 클리닉에는 어떤 유형의 환자가 많이 올까요?

우선은 편측성 이명을 호소하는 타입이 많습니다. 특히 돌발성 난청 환자가 눈에 띕니다. 편측성 이명에는 메니에르병도 있지만, 임상 현장에서는 돌발성 난청 환자를 훨씬 많이 볼 수 있습니다.

병세의 진행 단계는 '병기(病期, stage)'로 표시됩니다. 일반적으로 돌발성 난청은 1단계로 저음역에서 잘 들리지 않게 되고, 2단계로 고음역에도 영향을 미치며, 3단계에서 전반적인 청력 저하가 나타납니다. 4단계에서는 고도 난청에 이르는 경우도 있습니다. 병기가 진행됨에 따라 치료는 더 어려워집니다.

처음에는 편측성이었던 것이 결국 양측성이 되어버린 환자도 적지 않습니다. 주치의에게 "참을 수밖에 없다"는 이야기를 듣고 방치한 사람, 매일 바빠서 이명 치료를 뒤로 미룬 사람 등 한쪽 이명을 눈치채고 있었지만 방치해서 양쪽 귀에서 소리가 나자 황급히 내원하는 환자가 많습니다.

양측성 이명 타입의 환자는 뇌의 과민으로 인해 두명으로 진행되고 있는 경우가 많이 보입니다. 뇌의 과민은 뇌가 자극에 대해 필요 이상으로 반응하는 바람에 소리나 빛, 감각을 강하게 느끼게 되는 상태입니다.

특히 눈에 띄는 것은 두통이나 불면증이 강하게 나타나는 타입입니다. 우리의 뇌에는 얼굴의 감각을 뇌로 전달하는 삼차신경이 이어져 있습니다. 이 신경은 촉각과 온도감각 외에 통각도 담당합니다. 이명이 악화되어 두명이 되어버리면, 와우신경의 흥분이 영향을 주어 삼차신경의 기능도 과민해져 끈질긴 통증을 일으키는 경우가 있습니다.

이러한 유형의 환자에 대해서는 이명뿐만 아니라 두통을 완화하는 치료도 중요합니다. 그 방법으로 저희 클리닉에서는 침 치료를 실시하고 있습니다. 서양의학 클리닉에서 침 치료를 하는 것은 보기 드문 광경일지도 모르지만, 삼차신경의 과민이나 두통 등의 신경 흥분을 진정시키는 데는 효과적인 선택지 중 하나입니다.

이명 치료로 쓰이는
내복약과 근육주사

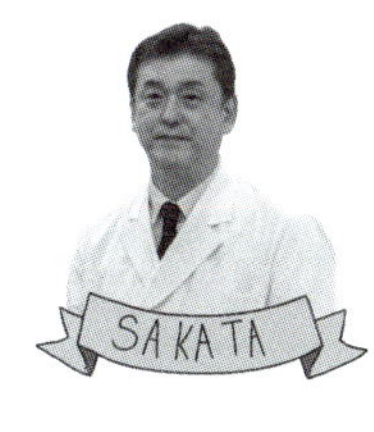

저희 클리닉에서는 이명 환자에게 [그림 3-1]에 따라 치료를 실시하고 있습니다. 환자의 증상과 검사 결과를 보면서 단계적으로 진행합니다. 초진은 먼저 시간을 들여 신중한 문진과 검사를 실시합니다.

그리고 이명의 배경에 있는 생활습관이 밝혀진 경우에는 치료와 병행하여 생활습관의 조정도 힘쓰게 됩니다. 혈류를 악화시키는 생활습관을 계속 둔 채로는 아무리 치료를 해도 충분한 효과를 얻기 어렵기 때문입니다. 구체적으로는 흡연이나 커피 같은 카페인 음료 등 기호품을 삼가고, 균형 잡힌 식사와 규칙적인 생활에 신경쓰는

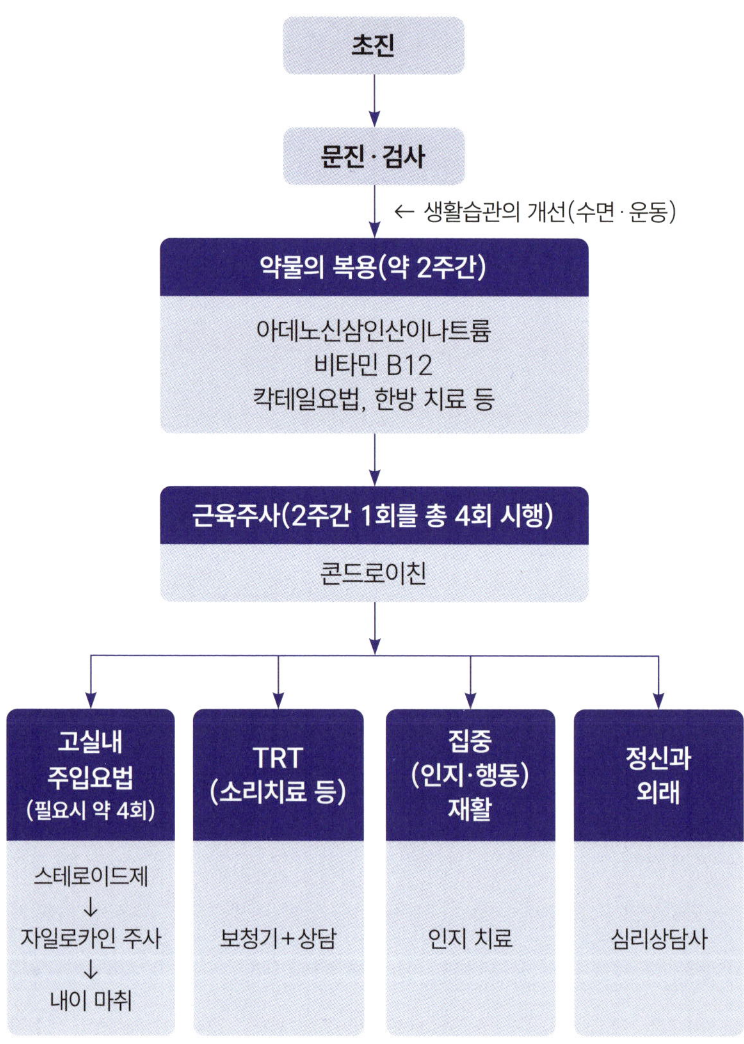

[그림 3-1] 이명 치료의 접근 프로세스

것입니다. 소뇌에 대한 영향이 지적되고 있는 염색약의 사용도 재고하는 것이 좋을 것입니다. 또한 금연 지도나 턱관절 질환의 치료가 필요한 경우도 있습니다.

이를 토대로 환자의 상태를 보면서 치료를 단계적으로 진행해나갑니다. 처음엔 내복 요법에 집중하는데, 치료약에는 주로 다음과 같은 3가지 종류를 사용합니다.

아데노신삼인산이나트륨 : 혈관 확장

이 약은 내이와 뇌의 혈류 개선을 목적으로 처방합니다. 혈관을 넓히고 혈류를 촉진하는 작용이 있기 때문입니다. 부작용은 적은 약이지만, 환자에 따라서는 화끈함이나 열감, 두통, 두근거림이 나타날 수 있습니다.

메코발라민(활성형 비타민 B12) : 신경 회복

비타민 B12는 적혈구의 형성과 재생을 촉진하는 작용이 있습니다. 신경세포 속의 핵산이나 단백질을 합성·복원하거나 신경의 기능을 활성화하는 작용도 있습니다. 이명으로 쓰이는 것은 바로 활성형 비타민 B12입니다. 이것을 '메코발라민'이라고 합니다. 이 약제는 장에서 흡수되면 신속하게 혈액 속에서 활용되어 말초신경에 적극 작용하는 것이 특징입니다. 부작용이 적고 장기간 복용해도 문제가 없다는 이점도 있습니다.

니코틴산아마이드 파파베린 염산염: 이명 완화

혈관을 넓혀 내이와 뇌의 혈류를 개선하고 이명 증상을 완화하기 위해 사용되는 약입니다. 부작용으로 발심, 심계항진(palpitation, 심장이 두근거리고 맥이 빠르게 느껴지는 상태), 명치 언저리가 쓰림, 두통 등이 생길 수 있습니다.

우선 증상의 변화를 보기 위해 이 약들을 중심으로 2주간 복용하게 합니다.

이외에도 불면증이 있는 사람에게는 가벼운 수면제를, 헤르페스 바이러스가 원인일 때에는 항헤르페스제를 처방하는 등 환자 맞춤형 약을 처방할 수 있습니다.

내복으로 충분한 효과를 얻지 못한 경우, 다음 단계로 근육주사를 실시합니다.

근육주사는 피하주사에 비해 통증을 동반하지만, 근육 내에는 혈관이 풍부하게 존재하기 때문에 약제가 원하는 부위에 서서히 도달하기 쉽다는 장점이 있습니다. 또한 내복과 달리 위나 장의 영향을 받지 않고 간에 흡수되어 내이에 닿는다는 장점이 있습니다. 내이는 매우 작고 혈류도 한정된 기관입니다. 따라서 약제를 효율적으로 전달하려면 흡수가 빠르고 작용이 지속되는 투여방법이 적합합니다. 근육주사는 이러한 내이의 특성을 고려한 합리적인 치료 선택 중 하나입니다.

이명 치료의 근육주사에 쓰이는 약제는 주로 다음 두 가지입니다.

- 메코발라민(비타민 B12): 신경회복
- 콘드로이친: 내이의 기능을 높인다

치료는 2주에 1회를 1세트로 하여 4세트를 실시합니다. 이것이 1코스(치료 과정이 한 번 완료되는 단위)입니다. 이후 상태를 보면서 치료를 계속해갑니다.

콘드로이친은 연골의 성분으로 관절통에 효과가 있는 것으로 알려져 있습니다. 귀 연골에도 콘드로이친이 포함되어, 소리가 내이에 주는 충격을 완화하는 쿠션 같은 기능을 하고 있습니다. 그러나 나이가 들면서 감소하기 쉬운데, 이것도 이명의 원인 중 하나라고 생각되고 있습니다. 또한 내이 유모세포의 변성을 억제하는 작용도 기대할 수 있습니다.

내이성 이명에 효과적인
'고실내 주입요법'

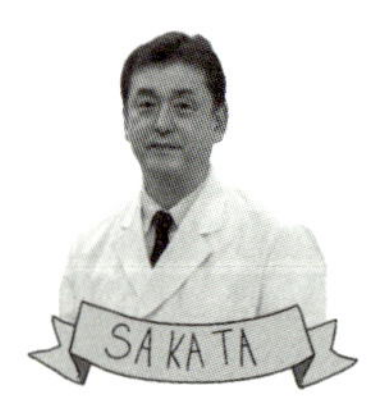

여기까지의 치료로 개선되지 않는 경우, 내이에 원인이 있는 경우에 한해 '고실내 주입요법'을 실시합니다. 약액을 중이에 흘러넣음으로써 인접한 내이의 증상 개선을 도모해가는 치료법입니다.

중이는 '고실'이라고도 하며, 동굴처럼 빈 공간입니다. 약액 주입 시에는 26G 장침을 연결한 주사기를 사용합니다. 고막에 바늘을 찔러, 중이강에 5~10초에 걸쳐 천천히 약액을 흘러넣습니다. 통증은 보통의 주사와 같은 정도입니다.

중이강은 이관을 통해 목구멍으로 연결되어 있습니다. 그렇기 때문에 중이강에 넣은 약액은 목구멍으로 흘러나오게 됩니다. 그

시간을 조금이라도 늦추기 위해 환자는 호흡을 멈추고 볼을 부풀리고 코끝을 위로 하여 약 1분간 그대로 자세를 유지해줍니다. 그리고 나서 반대쪽 귀를 아래로 향하게 누워서 15분간 안정을 취하도록 합니다.

이 치료법의 가장 큰 장점은 근육주사보다 약제를 환부에 직접 전달하기에 좋다는 것입니다. 타깃으로 하는 내이에 확실하게 약제가 도달함으로써 얻을 수 있는 장점은 큽니다.

이 치료법은 편측성 이명과 난청에 효과적입니다. 특히 돌발성 난청이나 메니에르병의 후유증에 효과적입니다. 또 "이명이나 난청은 노화이기 때문에 어쩔 수 없다"라는 말을 들은 사람이나, 당뇨병이나 고콜레스테롤증 등의 생활습관병이 있는 사람도 고실내 주입요법이 잘 듣습니다. 그런 사람은 혈관의 노화나 질병에 의한 혈류 불량 등으로 이명이 발생하는 경우가 많기 때문입니다.

반대로, 고실 내 주입요법을 실시해서는 안 되는 유형도 있습니다. 두명으로까지 진행되어 두통이나 우울증 증상이 나타나고 있는 등 뇌가 과민 상태인 사람입니다.

고실 내 주입요법으로 내이는 혈류가 촉진됩니다. 그 이유로 치료 시 머리가 멍해지는 경우가 있습니다. 이 상태가 되어버리면 뇌의 과민이 있는 사람은 두명이나 두통 등의 증상이 심해질 수 있습니다.

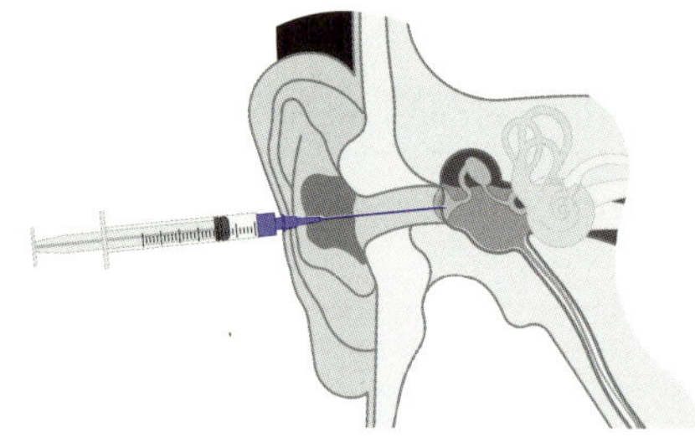

[그림 3-2] 고실내 주입요법

그러면, 고실 내 주입요법에는 어떤 약이 사용될까요?

첫 번째 선택지는 스테로이드(부신피질호르몬)제입니다. 스테로이드제는 염증과 붓기, 알레르기 반응을 강력하게 억제하는 약입니다. 면역의 과도한 기능을 진정시키고 신경의 부종과 혈관의 염증을 개선함으로써 통증과 기능 장애의 회복을 촉진합니다.

이 약제를 내이에 침투시킴으로써 내이에서 일어나고 있는 염증이나 부종을 진정시키고, 문제가 있던 유모세포나 신경의 기능을 회복시켜 갑니다. 그로 인해 이명의 경감이나 청력의 개선을 기대할 수 있습니다.

또한 스테로이드제는 원래 혈관에서 새로운 혈관망을 만들어내는 작용이 있습니다. 이것을 '혈관 신생'이라고 합니다. 내이에 신생혈관이 생기면 혈류가 좋아집니다.

한편, 스테로이드제의 사용에 불안을 느끼는 분들도 적지 않을 것입니다. 스테로이드는 강한 항염증 작용을 하는 반면 부작용이 문제가 될 수 있는 약입니다. 특히 장기간에 걸쳐 사용하면 면역 기능이 억제되어 감염병에 걸리기 쉬워지는 등의 위험성이 있습니다. 따라서 사용에 있어서는 효과와 안전성의 균형을 신중하게 확인할 필요가 있습니다.

다만 고실내 주입요법에서의 사용은 환부에 직접 약을 바르는 것과 마찬가지로, '외용(外用)'과 같은 형태입니다. 복용하는 것은 아니기 때문에 전신에 약제가 미칠 염려는 없습니다. 게다가 환부에 직접 침투시키기 때문에 사용량은 아주 조금이면 됩니다.

시술 빈도는 '1주일에 1번'을 4번 진행하는 것이 1코스입니다. 매일 사용하는 것이 아니기 때문에 부작용 걱정은 거의 없습니다.

하지만 시술 직후에 어지럼증이 생길 수는 있습니다. 이 어지럼증은 일시적인 것으로, 대기실에서 잠시 안정을 취하고 있으면 가라앉습니다.

완고한 이명에
'내이마취요법'

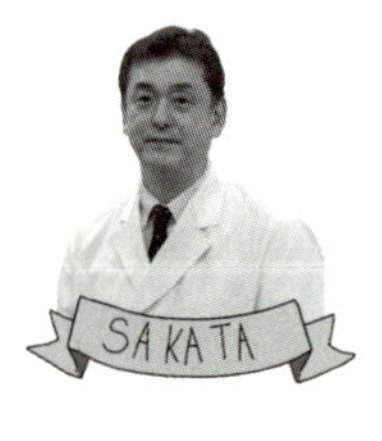

스테로이드제를 사용한 고실내 주입요법으로 원하는 효과를 얻지 못한 경우, 제2의 선택지로 사용되는 것은 스테로이드제에 메코발라민(활성형 비타민 B12)을 섞은 약제입니다.

메코발라민은 내복요법이나 근육주사에서도 사용되고 있는 약제입니다. 이것을 스테로이드제에 섞어 고실내 주입요법에 사용하는 것으로 내이에 직접 전달합니다.

이 방법으로도 개선이 보이지 않는 경우, 다음으로 선택되는 것이 마취제를 사용한 고실내 주입요법입니다. 이것을 '내이마취요법'이라고도 부릅니다. 난치성 이명의 개선에 높은 효과를 볼 수 있습니다. 고실에 마취제를 주입하면 비정상적으로 흥분하고 있는 내이에 약제가 스며들어 이명이 가라앉는 효과를 기대할 수 있습니다.

"그렇다면 처음부터 이 요법을 선택하면 되잖아"라고 생각하는 사람이 있을지도 모릅니다. 하지만 효과가 높은 치료법은 부작용이 나오기 쉽다는 측면이 있습니다. 실제로 마취제를 사용하면 주입하고 나서 4~5시간은 회전성 어지럼증이 지속됩니다.

게다가 충분한 효과를 얻기 위해서는 1주일에 1회, 총 4회는 이 치료를 실시할 필요가 있습니다. 이명이 개선되었다고 해도 그때마다 심한 회전성 어지럼증이 동반되는 것은 환자에게 큰 부담이 됩니다.

따라서 고실내 주입요법에서는 제1 선택이 스테로이드제, 제2 선택이 스테로이드제와 메코발라민의 혼합, 그래도 개선되지 않는 경우에는 마취제를 선택하는 식으로 해야 합니다. 상황을 지켜보면서 작용이 강한 약제로 바꿔나가는 것입니다.

실제로는 스테로이드제만으로 개선되는 경우를 많이 볼 수 있습니다. 환자의 부담이 가능하면 적은 치료법부터 시행하는 것은 의료인의 기본적인 생각입니다. 효과와 경과를 신중하게 지켜보면서 필요에 따라 다음 단계로 넘어가는 것이 중요합니다.

사실 이 고실내 주입요법을 처음 개발한 사람은 사이타마 의과대학 명예교수이기도 했던 제 아버지 사카타 에이지(坂田英治)입니다.

아버지가 내이마취요법을 시작한 것은 1970년대입니다. 이명 치료는 '100명 중 3명 개선하면 성공'이라고 할 정도로 어렵다고 했던 시대였습니다. 더구나 이명은 생명과 직결되는 증상이 아닙니다. 그런 이유로 이명 치료를 열심히 하는 의사는 당시에도 적었습니다.

아버지는 환자들의 힘들고 어려운 상태를 간과할 수 없어서 '어떻게든 개선시킬 방법이 없을까' 모색하던 중에 발견한 것이 고실에 마취제를 주입하는 방법이었습니다.

내이마취요법은 아버지의 예상을 훨씬 뛰어넘는 효과를 보였습니다. 그러나 주입 후에는 4~5시간 동안 어지럼증이 계속됩니다. 그래서 당시에는 입원이 필요했습니다. 그래서 환자의 부담을 가능한 줄일 수 있는 방법이 없을까 하고 개발한 것이 스테로이드제나 메코발라민을 사용한 고실내 주입요법이었습니다.

또한 최근에는 내이마취요법도 치료법이 개선되어 당일치기로 실시할 수 있게 되었습니다.

이명 치료로 얼마나 나아질 수 있을까

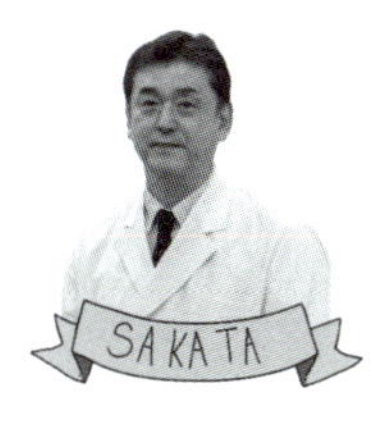

그러면 이명 치료를 계속함으로써 실제로 어느 정도의 개선을 기대할 수 있는 것일까요?

[그림 3-3]을 봐주세요. 내복요법, 스테로이드제의 고실내 주입요법, 내이마취요법을 실시한 경우의 이명 치료 효과를 정리한 것입니다. 2015년 저희 클리닉에서의 치료 결과를 확인해보니, 약 60%의 유효율을 얻을 수 있었습니다.

일반적으로 이명 치료는 "100명 중 3명이라도 개선하면 성공"이라고 할 정도로 효과 판정이 어려운 분야입니다. 이명은 객관적인 수치로 평가하기 어렵고 치료 효과가 잘 보이지 않는 증상이기 때문입니다. 그런 와중에 이 유효율은 결코 낮은 숫자가 아닙니다.

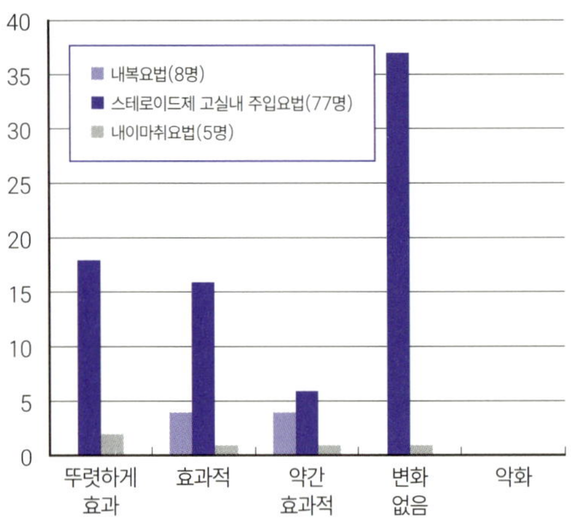

[그림 3-3] 고실내 주입요법으로 이명은 이만큼 좋아진다

단, 그래프를 보면 내이마취요법의 사례 수가 적다는 것을 알게 될 것입니다. 이것은 이 치료가 효과가 없기 때문이 아닙니다. 많은 환자들이 스테로이드제의 고실내 주입요법 단계에서, 개선을 위해 내이마취요법까지 진행해야 하는 경우의 수가 적기 때문입니다. 내이마취요법은 필요한 환자 입장에서는 유효한 치료법이지만, 실제 이것까지 꺼내들어야 할 차례가 되는 경우는 한정적입니다.

또한 내복요법의 증례가 적은 점도 신경이 쓰일 수 있습니다. 제 클리닉에서 진찰을 받는 환자의 대부분은 이미 다른 의료기관에서 내복 치료를 받았고, 그래도 개선되지 않아서 온 것입니다. 이명이 처음 생긴 후로 시간이 경과하여 만성화된 경우도 적지 않습니다. 따라서 초진부터 고실내 주입요법을 선택하는 경우가 많을 수밖에 없습니다.

그런 상황에서 이 정도의 치료 결과를 얻고 있다는 사실은 주목할 만하다고 생각합니다. 다만 일본에서는 이 고실내 주입요법이 일반적으로 널리 행해지고 있다고는 말할 수 없습니다.

아버지이신 사카타 에이지가 내이마취요법을 개발해, 1974년 이후 국내외에서 그 유효성을 논문이나 학회에서 발표해왔습니다. 그 결과 서양권에서는 이 치료법이 비교적 널리 행해지고 있지만, 일본에서는 열심히 써먹는 의사가 좀처럼 늘지 않고 있습니다.

그 이유 중 가장 큰 것이 의료 제도의 문제입니다. 일본은 국민 모두 보험제도 아래, 자기 부담금이 억제되고 있습니다. 경제활동 세대에서 30%, 고령자에서 10~30%로 관리됩니다. 고실내 주입요법의 진료 수가는 매우 낮습니다. 30% 부담인 분이라면 창구 부담은 몇백 엔(몇천 원) 정도입니다.

환자에게 있어서는 다행스러운 금액이지만, 의료자 측에서 보면 이 비용으로는 시간과 일손을 들이기 어려운 현실이 있습니다. 따라서 매일 많은 환자를 보는 개업의일수록 이 치료에 적극적으로 되기 어려운 것입니다.

또한 일본에서는 고실내 주입요법이 모든 이명의 보험에 적용되고 있는 것은 아닙니다. 돌발성 난청이나 메니에르병 등 특정 질환에 한해 수가 산정이 허용되고 있습니다. 그 이외의 경우는 자유 진료가 되며, 의료기관마다 비용이 다릅니다.

다만, 사이타마현에서는 사이타마 의과대학 명예교수였던 아버지 사카타 에이지의 오랜 연구와 임상 실적에 대한 공로를 인정받아, 이 치료가 보험 진료로서 인정되고 있다는 특별한 배경이 있습니다.

예전에 한국에 발령을 받아 근무 중이었던 남성이 이명 악화로 고실내 주입요법을 받고 자유 진료로 1회 약 10만 엔(100만 원)을 지불했다는 이야기를 들었습니다. 귀국 후 제 클리닉에서는 자기 부담액이 몇백 엔(몇천 원)이었기 때문에 매우 놀라워했던 적이 있습니다. 또 미국에서는 한 번에 800달러(약 100만 원)였다는 이야기도 자주 듣습니다.

사이타마현 카와고에시에 있는 제 클리닉에 전국 각지에서 환자가 모여드는 배경에는 확실한 기술로 이 치료를 보험 진료로 받을 수 있다는 점도 크게 관련되어 있을 것입니다.

치료 가능한 환자,
치료가 어려운 환자

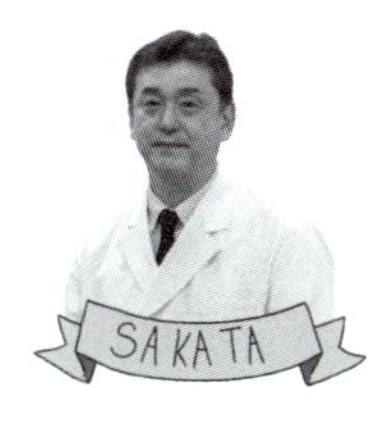

이명이나 난청은 완치될 수 있을까? 이것은 많은 환자들이 가장 궁금해하는 점일 것입니다. 그동안 아무리 난치성 이명이라도 약 80%의 환자는 생활에 지장이 없을 만큼 나아졌습니다. 다만 '어디까지 개선할 수 있는가', '얼마나 시간이 걸리는가'에는 개인차가 있습니다.

이 개인차를 생각하는 데 있어서 우선 중요한 것이 급성기냐 만성기냐 하는 점입니다. 발생한 지 얼마 되지 않은 시기에 적절한 치료를 받을 경우, 회복은 비교적 원활하게 진행됩니다. 한편 만성화되어 있다면 아무래도 개선에는 시간이 걸립니다. 그렇기 때문에 이명이나 난청이 발생하면 가능한 한 빨리 전문적인 진료를 받는 것이 중요합니다.

또 하나, 치료의 결과를 크게 좌우하는 요소가 있습니다. 그것은 이명 치료에 대해 환자 자신이 어떤 자세로 대하느냐 하는 것입니다. 이명 치료에 정통한 의료기관을 스스로 찾아 통원을 계속할 의사가 있는지 없는지, 의사나 그 주변의 스태프와 함께 싸워나갈 자세가 있는지 없는지가 가장 중요합니다. 이 태도는 치료 효과에 적지 않은 영향을 미칩니다. "고치는 것은 의사의 일이고, 바쁘니까 치료는 1회로 끝내주세요", "어쨌든 특효약만 있으면 좋겠다" 등 제멋대로 말하는 환자라면 목표는 멀어질 뿐입니다. 당연하게도 가장 기본적인 것은 '환자와 의사의 신뢰 관계'입니다.

제 클리닉은 카와고에 역의 동쪽 출구 바로 앞에 위치해 있습니다. 가끔 "집이 서쪽 출구 쪽에 있어서 동쪽 출구까지는 15분 정도 걸리니까 멀어서 다닐 수 없다"라는 식으로 말하는 환자가 있습니다. 이런 경우, 충분한 개선 효과를 얻기 어려울 것은 분명합니다.

한편, 홋카이도와 오키나와 등 먼 곳에서 비행기와 신칸센을 타고 정기적으로 통원하는 분도 있습니다. 그런 환자는 치료 효과가 잘 나타나는 경향이 있습니다.

그 차이는 단순한 물리적 거리의 문제가 아닙니다. 치료에 대해 긍정적으로 임하고 있는지의 차이입니다.

치료에 긍정적인 환자는, 의사의 설명을 이해해 '왜 생활습관의 개선이 필요한가'를 납득한 후 행동에 옮깁니다. 금연이나 카페인 섭취 제한, 수면의 개선과 같은 지도도 치료의 일부로 받아들여 실천하려고 노력합니다.

반대로 마음에 여유가 없고 불안이나 불만, 불신만 강한 상태에서는 의사의 설명이 아무래도 와닿기 어렵습니다. '이 치료에 의미가 있을까?', '왜 나만 이렇게 괴로운 일을 겪어야 하지?' 그런 생각이 마음에 가득하면 치료를 긍정적으로 받아들이기 어렵습니다. 이러한 심리 상태에서는 치료 효과가 충분히 나타나기 어려워지는 것도 결코 이상한 일이 아닙니다.

물론 의사 측에도 진지한 태도가 요구됩니다.

여기서 알파벳 U자를 떠올려 보세요. 이명이 발생한 직후에는 U자의 왼쪽 상단에 위치합니다. 거기서부터 증상에 대한 불안과 혼란, 분노, 피해 감정에 사로잡히면서 U자의 바닥까지 기분이 가라앉습니다.

이윽고 '이 상태를 받아들이지 않을 수 없다'는 수용의 지점에 도달합니다. 이게 U자 맨 아래입니다. 이 지점을 넘어서면 이번에는 '어떻게 하면 지금보다 편안하게 살 수 있을까', '내가 무엇을 할 수 있을까' 생각을 모색하는 검토 단계에 들어갑니다. 오른쪽 오르막 길입니다.

사람의 마음은 이 U자를 오갑니다. U자의 왼쪽에 머무르는 동안
에는 치료 얘기가 머리에 잘 들어오지 않고 상태가 나아지기도 어
렵습니다. 한편 오른쪽으로 나아간 사람은 치료를 주체적으로 받아
들이고 생활 속에서 실천할 수 있는 것들을 쌓아갑니다.

이명 치료에서 정말 중요한 것은 '완치되는가'가 아닙니다. 지금
의 상태를 받아들인 후에, '어떻게 고통받지 않는 일상을 되찾아 갈
까' 하는 물음에 환자 자신이 얼마나 진지하게 마주할 수 있는가, 그
것이 치료의 행방을 크게 좌우하는 것입니다.

식생활과 운동은
얼마나 영향을 미칠까

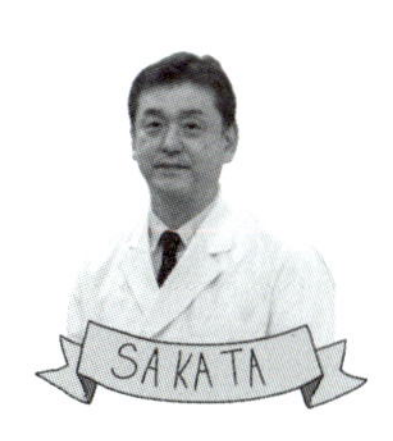

이명의 개선을 위해서는 식생활과 운동도 빼놓을 수 없습니다. 그것은 귀와 뇌의 기능이 혈류와 밀접하게 관련되어 있기 때문입니다.

귀와 뇌는 산소와 영양을 대량으로 필요로 하는 기관입니다. 혈류가 정체되면 산소와 영양이 충분히 도달하지 않을 뿐만 아니라, 노폐물도 배출되기 어려워집니다. 그 결과 내이나 뇌의 신경은 과민하고 불안정한 상태에 빠져 이명이 악화되기 쉽습니다.

혈관은 혈액의 '통로'입니다. 혈액은 귀나 뇌로 에너지를 운반하는 '휘발유' 같은 존재입니다. 당뇨병이나 고혈압, 이상지질혈증 등이 있는 사람도 이명이 생기기 쉬운데, 이는 동맥경화가 진행되어 혈류가 저하됨에 따라 휘발유 공급이 부족해지고 내이나 뇌가 에너지 부족에 빠지기 때문입니다.

그런데 신종 코로나 바이러스 감염을 계기로 이명이 악화된 사람이 많이 나타났습니다. 그 배경에는 바이러스 감염에 의한 혈류 장애나 염증 반응이 있었다고 생각됩니다. 이러한 상태가 지속되면 이명뿐만 아니라 신경의 과도한 흥분을 야기하고 두명을 고정화시키는 요인이 되기도 합니다.

그래서 중요한 것이 식생활과 운동입니다. 특히 식사는 혈액의 질을 좌우합니다. 당분과 지질의 과다 섭취는 혈액을 걸쭉하게 만들고 혈류를 악화시킵니다. 한편 단백질, 비타민, 미네랄을 골고루 섭취하면 혈액은 막힘없이 흐르고 신경에 필요한 영양이 전달되기 쉬워집니다.

특히 내이 건강에 중요한 것은 칼륨입니다. 내이는 림프액으로 채워져 있으며, 그 안에서 칼륨이온의 움직임에 따라 유모세포는 소리의 진동을 전기 신호로 바꾸고 있습니다. 혈류가 나빠지면 이 칼륨이온의 흐름이 흐트러져서 유모세포의 기능이 둔해지고 이명이나 청력 저하가 쉽게 일어나게 됩니다.

칼륨은 야채와 과일, 감자류, 콩류에 많이 포함되어 있습니다. 구체적으로는 시금치, 아보카도, 바나나, 키위, 감자, 고구마, 낫토,

톳 등이 대표적입니다. 이런 식품을 일상적으로 쏙 먹는 것이 귀 건강에는 중요합니다.

단, 체내의 영양 균형을 무너뜨리지 않는 섭취 방법이 중요합니다. 특정 성분만을 보충제로 보완하는 것이 아니라, 일상의 식사 중에서 꾸준히 섭취해가는 것이 좋습니다.

또한 혈류를 생각할 때 빼놓을 수 없는 것이 일산화질소(NO)입니다. 일산화질소는 혈관을 유연하게 유지하고 혈류를 개선하는 기능을 합니다. 반대로 일산화질소가 충분히 작용하지 못하면 혈관은 딱딱하고 좁아지게 됩니다.

이 일산화질소의 기능을 높이기 위해서 중요한 게 운동을 통해서 근육을 늘리는 겁니다. 근육은 혈액을 내보내는 펌프 역할을 담당하고 있습니다. 근육량이 증가하면 혈류는 자연적으로 개선되고 일산화질소의 기능도 높아집니다.

또 운동을 해서 근육이 사용되면 세포 내의 미토콘드리아가 활성화되면서 에너지 생성도 높아집니다. 미토콘드리아는 에너지 생산 공장입니다. 내이나 뇌의 신경이 건강하게 작동하기 위한 에너지도 미토콘드리아 내에서 만들어지고 있습니다.

격렬한 운동은 필요 없습니다. 무리가 가지 않는 운동을 계속하면 혈관, 혈류, 신경의 상태가 조절되어 귀와 뇌에 필요한 에너지가 쉽게 도달할 수 있습니다.

장 건강 식사법이
이명과 난청을 막는다

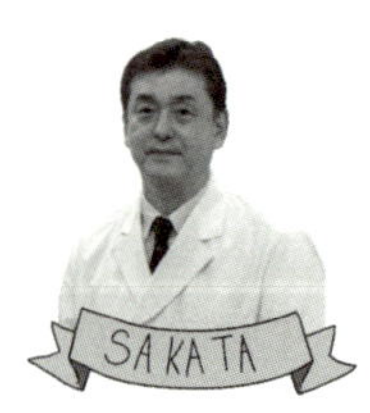

이명과 난청의 개선에는 '염증을 일으키지 않는 식사'도 중요합니다.

그러면 염증은 왜 생길까요? 염증이란 면역 반응의 일종입니다. 면역이란 질병으로부터 몸을 보호하거나 치료하는 기능을 말합니다. 이 기능을 담당하고 있는 것이 바로 면역세포입니다.

예를 들어 세균이나 바이러스가 체내에 침입해 왔을 때 몸은 면역세포를 모으고 혈류를 늘려 외부물질을 제거하려고 싸웁니다. 이때 일어나는 게 급성 염증입니다. 발열이나 두통, 인후통, 콧물, 코막힘 등의 증상이 일어나는 것은 면역세포가 이물질과 싸우고 있기 때문에 일어나는 염증반응입니다. 즉, 치유에 필요한 정상적인 반응입니다.

그런데, 최근 문제가 되고 있는 것이 만성 염증입니다. 뚜렷한 감염이나 외상이 없음에도 불구하고 체내에서 약한 염증이 오래 지속되고 있는 상태입니다. 염증의 정도는 약하기 때문에 본인도 뚜렷한 트러블은 느끼지 못하지만 염증이 오래 지속되면 가장 먼저 영향을 받는 것이 혈관입니다.

염증이 있는 상태에서는 혈관의 안쪽이 쉽게 손상되고, 유연함을 잃어갑니다. 그러면 혈액의 흐름이 쉽게 막힙니다. 이것 또한 내이나 뇌의 기능에 영향을 줍니다.

이 만성 염증이 일어나는 배경 중 하나로 장내 환경의 혼란이 주목받고 있습니다. 장은 인체 최대의 면역기관으로 우리 몸에서 면역세포의 약 70%가 모여 있는 곳입니다. 그렇기 때문에 장내 환경이 흐트러지면 전신의 면역 상태에 영향을 주고 만성 염증이 생기기 쉽습니다.

그러면 장내 환경의 혼란은 어떻게 생기는 것일까요? 우리의 장에는 엄청난 수의 토착세균이 살고 있습니다. 그 장내 세균들은 인체에 대한 일하는 방식의 차이에 따라 '유익균', '중간균', '유해균'이라고 불립니다. 그들의 균형이 흐트러졌을 때 면역세포가 과도하게 반응하면서 몸 곳곳에서 염증이 생기기 쉬운 상태가 됩니다.

따라서 만성 염증을 막으려면 장내 세균의 균형을 잡아주는 것이 필수적입니다. 그러기 위해서는 일본인이라면 일본인이, 한국인이라면 한국인이 오랜 역사 속에서 계속 먹어왔던 식사를 일상적으로 섭취하는 것이 중요합니다.

사람의 장내 세균은 오랜 세월에 걸쳐 적응된 식사에 의해 길러지며, 부모로부터 자녀로 계승되고 있습니다. 그렇기 때문에 민족에 따라서 장내 세균의 조성은 다릅니다.

일본인의 장내 세균은 어패류와 야채, 해조류, 쌀, 그리고 된장과 낫토, 츠케모노(절임 채소) 등의 발효식품을 중심으로 한 일식에 적응되어 있습니다. 마찬가지로 한국 사람의 장내 세균은 김치로 대표되는 발효식품과 채소, 해조류, 콩류, 마늘, 고추, 파 등의 향미채소를 일상적으로 섭취하는 한식에 적합한 것입니다.

즉, 우리 조상들이 계속 먹어왔던 식사야말로 장내 환경을 조절하고 염증이 잘 생기지 않는 몸을 만드는 데 필요한 것입니다.

반대로 레토르트 식품과 인스턴트 식품, 패스트푸드, 과자류 등은 지질과 당분, 식품첨가물이 많아 장내 세균의 균형을 흐트러뜨리기 쉬운 식사입니다. 이런 식사가 계속되면 유해균이 증가하며 면역이 과도하게 자극되면서 만성 염증이 생기기 쉽습니다. 또한 빨리 먹기나 늦은 밤의 식사, 간식 습관도 장에 부담을 주기 때문에 주의가 필요합니다.

"왜 여성에게 한방 치료가
효과적이죠?"

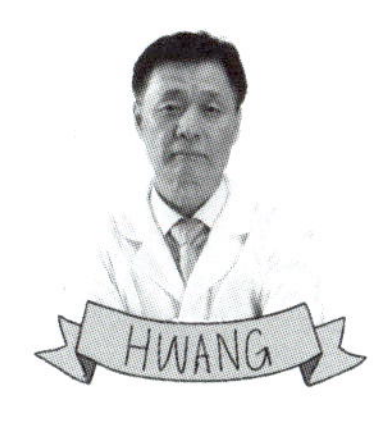

사카타 선생의 카와고에 이과학클리닉에서는 유독 여성 이명 환자에게 한방 치료가 더 효과적으로 작용한다고 합니다.

그러나 결론부터 말하자면 한방 치료는 남녀 구분 없이 모두 이명 치료에 효과적입니다. 다만 임상적으로 보면, 여성 이명 환자에게서 한방 치료는 반응 속도가 빠르고, '개선됐다'는 체감이 높다는 특징이 있습니다.

한의학에서 치료 대상은 남성, 여성의 구분이나 귀, 뇌, 신경의 구분이 없습니다. 그보다는 기혈(氣血), 음양(陰陽), 장부의 기능, 즉 전신의 균형 상태를 봅니다. 이것은 몸의 시스템 어딘가에 불균형이 생기면 이명이라는 증상이 결과로서 드러나는 것이라고 보기 때문입니다. 남성 또는 여성이라고 해서 치료 원리가 달라지는 것은 아닙니다.

그럼에도 불구하고 여성에게 유독 한방 치료가 잘 반응하는 경향은 분명 있습니다. 이 점은 사카타 선생이 임상적으로 매우 예리하게 짚어낸 것입니다. 그 이유는 세 가지 정도로 정리할 수 있습니다.

첫째, 여성 이명 환자는 기질적 손상보다 '기능적 불균형'이 원인인 비율이 높습니다(기질적 질병과 기능적 질환의 차이에 대해서는 사카타 선생이 4장에서 자세히 설명합니다). 정서적, 감정적으로 에너지가 소모된 후 이명이 나타난 여성이 많은 것입니다.

남성의 경우에 이명의 원인이나 배경을 살펴보면 소음 노출, 직업적인 환경, 혈관이나 구조적 병변 등이 동반되는 비율이 높습니다. 반면 여성은 스트레스, 수면장애, 자율신경 불균형, 호르몬 변화 등이 관련되어 있습니다. 아무래도 월경, 임신, 출산, 갱년기 등의 젠더적 특성이 영향을 미치는 측면이 있습니다.

그런데 한의학이 가장 잘 다루는 영역이 바로 이 '기능적 불균형'입니다. 그러다 보니 여성 환자들이 느끼는 치료에 대한 효능감이 높은 것입니다.

둘째, 여성은 이명과 함께 '전신 증상'을 동시에 호소하는 경우가 많습니다. 불면, 불안, 두근거림, 냉증, 소화장애, 우울감 등이 동반

됩니다.

서양의학에서는 이 증상들이 이명과 직접 관계없는 부수적인 증상으로 분리되기 쉽지만, 한의학에서는 이것을 이명의 발생과 동일한 병리적 흐름으로 바라봅니다. 그러다 보니 환자는 치료의 효과가 나타나기 시작하면 "소리는 아직 남아 있어도 몸이 먼저 편안해졌다"라고 느끼게 됩니다.

셋째, 여성은 정서와 신체의 연결고리가 임상적으로 더욱 뚜렷합니다. 스트레스를 받으면 수면장애로 이어지고 이명이 악화되는 경우가 많습니다. 감정의 변화는 소리 인식의 변화로 이어지곤 합니다.

한의학의 침이나 한약 치료는 자율신경 안정, 심리적 긴장 완화, 수면 구조의 개선을 동시에 유도하기 때문에 이명에 대한 인지 강도가 빠르게 낮아지는 경우가 많습니다.

정리하면, 한방 치료는 남녀를 가리지 않고 이명 치료에 적용되지만, 여성 이명 환자의 경우는 이명이 발생하고 지속되는 핵심 요인이 한의학의 치료 대상과 더 많이 겹칩니다. 따라서 임상에서 반응이 더 빠르고 뚜렷하게 나타나는 경우가 많습니다.

서양의학적 관점에서 보면 여성 이명 환자는 명확한 병변이 적은 대신, 설명하기 어려운 증상을 많이 호소합니다. 그러나 한의학은 바로 그 '설명하기 어려운 영역'을 치료 대상으로 삼아왔습니다.

한방 치료는 여성에게만 효과적인 것은 아닙니다. 다만 여성 이명 환자에게서 한방 치료가 잘 작동하는 병리 구조가 더 자주 나타날 뿐입니다.

TSC 소리재활훈련,
소음성 이명에 희소식

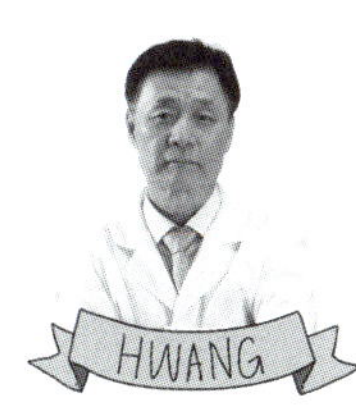

기존의 서양의학에서도 이미 적용하고 있던 소리치료가 있었습니다. 백색소음 차폐요법과 TRT(Tinnitus Retraining Therapy, 이명재훈련요법)가 대표적입니다. 백색소음 차폐요법은 일정한 소음으로 이명을 덮어서 환자가 이명을 덜 느끼게 하는 방식입니다. 소리를 끄면 이명은 다시 들린다는 한계가 있으며, 뇌의 처리 방식 자체는 변하지 않는다는 점 때문에 지금은 잘 사용하지 않게 되었습니다. 사카타 선생의 클리닉에서는 TRT를 우선적으로 사용하며, TSC 소리재활훈련으로 보완합니다.

TRT는 소리자극과 상담으로 이루어져 있습니다. '이명은 위험하지 않다'는 인지 재교육으로 이명에 대한 공포감을 감소시키고, 습관화(habituation)를 유도하는 것이 목표입니다. 그러나 같은 소리 자극을 모든 환자에게 적용한다는 치료적 한계가 있어서, 환자의 청각 특성이나 신경 반응의 차이를 충분히 반영하기 어렵다는 문제가 있었습니다. 그러한 이유로 반응이 느리다거나 중간에 정체되는 경우가 있었습니다.

최근에 등장한 TSC 소리재활훈련은 이러한 점들을 보완해서 등장한 차별화된 소리치료입니다. 한국의 곽상엽 박사가 개발한 방법으로, 소리를 들려주는 치료가 아니라 뇌가 소리를 처리하는 방식을 조정하는 치료에 가깝습니다. TSC(Threshold Sound Conditioning, 역치음향조절)는 단일한 백색소음이 아니라 환자의 청각 상태, 이명의 특성, 주파수 반응을 분석하여 개인별 맞춤으로 복합주파수(multi-tone)를 구성하여 들려주는 소리 설계 기술입니다. TSC 기술을 탑재한 MTM이라는 장치는 사용자에게 가장 최적의 형태로 맞춤 음향을 전달할 수 있도록 구현해주는 도구입니다.

TSC 소리재활훈련은 스탠퍼드 의대 등에서 효과가 검증된 방식입니다. 손상된 주파수를 찾아내 해당 주파수의 소리를 아주 작은 크기(역치 수준)로 반복 청취함으로써 청각 기능을 회복시킵니다. 뇌가 이명을 '의미 없는 소리'로 인식하도록 유도하는 정밀도가 높습니다. 단순 차폐로 이명을 덮는 것이 아니며, 이명 신호와 경쟁하지

116

않는 방식으로 청각중추의 과잉 흥분을 낮춥니다. 그래서 환자는 치료 결과에 대해 "이명이 가려진다"가 아니라 "이명이 신경 쓰이지 않는다"고 표현하는 경우가 많습니다.

또 다른 차별점은 정서적 반응, 자율신경 반응까지 함께 조절한다는 점입니다. TSC 소리재활훈련 중에 많은 환자들이 경험하는 변화는 긴장 완화, 불안 감소, 수면의 질 개선입니다. 이는 이명이 단순한 청각 문제가 아니라 '청각-자율신경-정서 회로'가 함께 과활성화된 상태라는 점을 전제로 설계되었기 때문입니다.

TRT와 TSC 소리재활훈련은 모두 이명을 제거해야 할 소리가 아니라 뇌가 과도하게 인식하고 있는 신호로 보고, 소리에 대한 중추신경계의 반응을 재조정하려는 치료입니다. 즉, 목표는 같습니다. 이명을 약화시키는 것이 아니라, 이명에 대한 반응을 낮추는 것입니다.

일본 사카타 선생의 클리닉과 한국의 한의원에서 공통으로 나타난 임상 경험으로 말하면, 다음 환자들에게 TSC 소리재활훈련이 적용되면 좋습니다.

- 기존 TRT에 반응이 미미했던 환자
- 소리치료를 오래 했으나 정체된 환자
- 이명 자체보다 불안, 불면, 예민함이 더 문제였던 환자

이 환자들에게 TSC 소리재활훈련은 이명에 대한 인지 강도 감소, 이명에 대한 집착 완화, 치료의 체감속도 향상 등의 차이를 보여주는 경우가 많았습니다.

TSC 기술은 TRT를 부정하는 치료가 아니라, TRT가 도달하지 못한 정밀한 영역을 보완하는 방법입니다. TRT를 이명 치료의 기본 틀로 한다면, TSC는 개인화, 정밀화된 소리치료의 진화된 형태라고 이해할 수 있습니다. 같은 소리치료라도 소리를 어떻게 들려주느냐에 따라 뇌의 반응은 전혀 달라집니다. TSC 소리재활훈련은 이명에 반응하는 뇌의 태도를 바꾸는 치료입니다.

한마디로 백색소음과 TRT가 '익숙해지게 하는 치료'라면, TSC 소리재활훈련은 '반응하지 않게 만드는 치료'에 가깝습니다.

"더 이상 불안하지 않고
신경쓰이지 않아요"

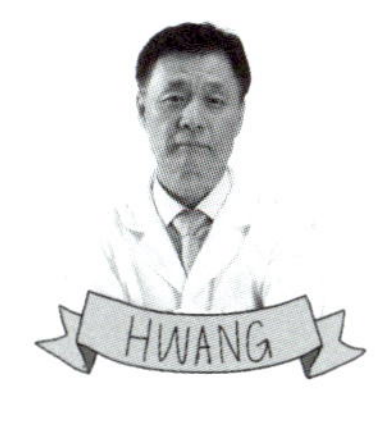

일본에 사는 50대 남성 한 분이 5년 이상 지속된 만성 이명으로 병원에 왔습니다. 동반 증상으로 불면과 청각 과민증이 있었는데, 이명 소리에 대해 강하게 집착하고 있는 모습이었습니다.

치료는 이비인후과적 약물치료를 하였고, TRT 상담과 소리치료를 실시했습니다. 그 결과 일정 부분 적응은 되었지만, 여전히 이명에 대한 인지 강도는 유지되었습니다. 사카타 선생은 이 환자의 경우 이명 자체보다 이명에 대한 뇌의 과도한 반응과 긴장 상태가 문제라고 판단했습니다.

기존 TRT로 '이명은 위험하지 않다'는 인식 형성은 되었으나, 청각중추의 과흥분 상태가 충분히 낮아지지 않았다고 보았습니다. 그래서 이 환자에게 TSC 소리재활훈련을 도입했습니다. 환자 개인의 청각 반응 특성에 맞춘 소리 프로그램을 적용해 일정 기간 지속적인 훈련을 한 결과, 환자에게 긍정적인 반응이 있었습니다.

"이명이 들리긴 하지만, 신경이 덜 쓰여요. 밤에 잠들기도 훨씬 쉬워졌어요. 더 이상 소리에 예민하게 반응하지 않게 되었습니다."

이 환자에게 이명 음량이 완전히 소실된 것은 아니지만, 이명에 대한 뇌의 반응 강도가 명확히 감소되었습니다. 사카타 선생은 "TSC는 이명을 없애려는 치료가 아니라, 이명을 위협으로 인식하던 뇌의 태도를 바꾸는 치료에 가깝다"고 해석했습니다. TSC가 기존에 쓰던 TRT의 연장선이면서도, 개인 맞춤형이라는 점에서 한 단계 진화된 소리치료라는 것입니다.

이명 환자의 상당수는 귀의 문제가 있음과 동시에 신경계, 자율신경, 정서 반응의 문제를 함께 가지고 있습니다. TSC가 다루는 영역은 청각중추의 과흥분, 소리에 대한 조건화된 반응입니다. 또 한의학이 다루는 영역은 전신의 긴장 상태, 자율신경 불균형, 수면, 소화, 정서 안정 등입니다. 그래서 한의사들은 두 치료는 경쟁 관계가 아닌 보완 관계를 이룰 것이라고 보았습니다.

한의원에서 자주 관찰되는 유형은 불안이 심한 환자, 수면의 질이 무너진 환자, 몸이 항상 긴장되어 있는 환자 등입니다. 이때 TSC

소리재활훈련만으로는 반응이 더디거나 효과가 불안정한 경우가 있습니다. 침, 한약 등 한의학적 치료는 교감신경 과항진 완화, 수면 리듬 회복, 전신 피로와 긴장 감소를 통해 뇌가 새로운 소리 자극을 받아들일 수 있는 몸의 상태를 만듭니다.

TSC 소리재활훈련과 한의학적 치료를 병행하면 흔히 다음과 같은 변화가 나타납니다.

- 소리치료에 대한 거부감 감소
- 이명에 신경 쓰고 집착하는 상태의 완화
- 치료의 반응 속도 향상
- 중도에 치료를 포기할 확률 감소

그래서 환자들은 "소리치료가 훨씬 편해졌다", "이명에 매달리지 않게 되었다" 같은 표현을 하곤 합니다. 결론적으로 사카타 선생과 저는 "TSC 소리재활훈련은 청각중추의 반응을 조절하는 치료이고, 한의학은 그 조절이 잘 일어나는 신체와 정서의 환경을 만드는 치료다"라고 의견을 공유하게 되었습니다. 사카타 선생이 이명 치료에 한약을 즐겨 쓰게 된 이유가 여기에 있습니다. 이명 치료에서 중요한 것은 소리를 받아들이는 몸과 뇌의 상태입니다.

한의원에 40대의 한국인 여성이 3년 이상 지속된 만성 이명으로 내원했습니다. 동반 증상은 불면, 불안, 소리 과민, 만성 피로였습니다. 이비인후과에서 약물치료를 받았고, 백색소음을 기반으로 한 소리치료도 받았다고 했습니다. 그로 인해 이명에 대한 환자의 이해는 높아졌으나, 이명을 강하게 신경쓰고 있으며 생활의 불편함은 지속되었습니다.

이 환자의 경우, 이명 자체의 음량보다는 이명에 대한 과도한 집중과 신경계의 긴장 상태가 핵심 문제였습니다. 특히 잠자리에 들면 이명이 더 크게 느껴지고, 이명에 대한 불안이 다시 몸의 각성 상태를 유발하는 악순환 구조가 분명해 보였습니다. 그래서 단일 치료보다는 청각중추와 전신 상태를 동시에 조절하는 접근이 필요하다고 판단하였습니다.

치료 전략은 TSC 소리재활훈련과 한의학 치료를 병행하는 것으로 했습니다. 환자의 청각 반응 특성에 맞춘 소리 프로그램으로 이명과 경쟁하지 않는 복합 주파수 자극을 주고, 침 치료를 통해 자율신경을 안정시켰습니다. 한약은 수면과 긴장을 동시에 조절하는 것을 목표로 적용했습니다. 환자에게는 이명을 없애야 할 대상이라기보다 조절 가능한 상태로 인식하도록 돕는 치료임을 설명했습니다.

치료가 진행되면서 환자는 점점 변화를 경험했습니다. 치료 초기에는 "소리재활훈련을 할 때 몸이 덜 긴장된다"고 했고, 중반으로 들어서자 "이명이 들려도 예전처럼 불안해지지 않는다"고 했습니다. 치료 후반에는 "잠들기 전 이명 때문에 힘들지 않다"고 했습니다. 이명이 생활을 지배하지 않는 상태가 된 것입니다. 이명 소리가 완전히 소실되지는 않았지만, 이명에 대한 반응과 집착이 현저히 감소했습니다.

이 사례에서 중요한 점은, TSC 소리재활훈련이 청각중추의 과흥분을 직접 조절했고, 한의학 치료가 그 조절이 가능하도록 전신과 정서 상태를 안정시켰다는 점입니다. 즉, TSC는 어떻게 소리를 들을 것인가를 바꾸었고, 한의학은 그 소리를 받아들이는 몸의 상태를 바꾼 것입니다.

이명 치료에서 소리재활훈련은 뇌에 새로운 정보를 주는 치료입니다. 한의학은 그 정보를 왜곡 없이 받아들일 수 있게 몸과 마음의 환경을 정비하는 치료로 작용합니다. 이 두 가지 접근이 함께 적용될 때, 치료 반응 속도는 빨라지고 환자는 치료를 지속할 확률이 높아집니다. TSC와 한의학의 병행 치료는 이명을 '공격'하는 치료가 아니라, 이명을 대하는 뇌의 반응 방식을 재조정하는 치료라고 할 수 있습니다.

Chapter 4

이명 치료가 어려운
보다 근원적 요인

기질적 질병과 기능적 질환의 차이

'이명 없애기'를 목표로 해야 할까?

한약 치료는 어떤 환자에게 도움이 되는가

약물요법이 효과 있는 사람과 치료적 한계

음향요법의 장점과 치료적 한계

한의학적으로 이명은 어떻게 분류할까

의사의 역할은 보이지 않는 고통에 귀 기울이는 것

치료 시작 전에 환자가 알아둘 것들

이명은 완화와 악화를 오간다

기질적 질병과
기능적 질환의 차이

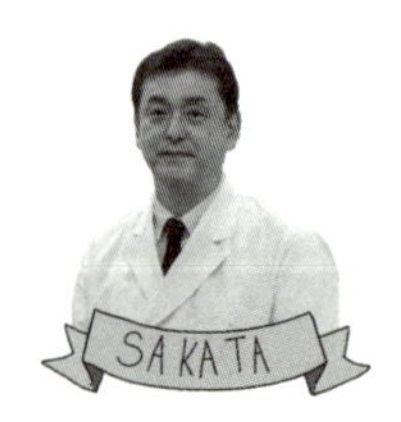

이명과 난청은 단순히 귀 질환으로만 볼 수 없으며, 크게 기질적 질병과 기능적 질환이 있습니다.

기질적 질병이란 돌발성 난청이나 메니에르병 등과 같이 내이나 청각계에 뚜렷한 병변이 생긴 상태를 말합니다. 대부분은 편측성으로 일어나고 원인이 비교적 명확하기 때문에 급성기에 적절한 치료를 실시하면 회복이나 개선을 기대할 수 있습니다.

한편 기능적 질환은 검사에서 뚜렷한 기질적 이상이 발견되지 않았음에도 불구하고 증상이 나타나고 있는 상태입니다. 이때는 양측에서 이명이 일어나는 경우가 많은 것이 특징입니다.

이 유형의 배경에는 강한 불안이나 스트레스, 뇌와 자율신경의 과도한 긴장이 관련되어 있을 수 있습니다. 이 경우 '신체표현성 장애(신체화 장애)'라고도 부릅니다.

예를 들어, 월요일 아침이 되면 "배가 아프다", "머리가 아프다"고 호소하는 아이가 있습니다. 검사에서는 이상이 발견되지 않음에도 불구하고 증상은 본인에게 있어 틀림없이 괴로운 것으로, 이명이 나타나는 경우도 있습니다. 이것은 심리적인 부담이 신체 증상으로 나타나고 있는 상태입니다. 성인의 경우에는 공황장애나 강한 불안장애 등이 이에 해당합니다.

공황장애란 뚜렷한 신체의 이상이 없음에도 불구하고 갑자기 가슴 두근거림이나 숨막힘, 어지럼증, 강한 공포감 등의 발작이 반복적으로 일어나는 상태입니다. 게다가 '또 발작이 일어나는 것은 아닐까'라는 불안이 계속되면 증상이 만성화되기 쉽습니다.

불안장애란 실제 위험과는 어울리지 않을 정도의 강한 불안과 긴장이 오래 지속되어 일상생활에 지장을 초래하는 상태입니다.

공황장애와 불안장애 모두 자율신경이 과민해져 이명이나 난청, 두통, 어지럼증 등의 증상이 나타나는 경우가 적지 않습니다.

또 처음에는 기질적 질병으로 시작된 이명을 방치한 결과, 기능적인 질환으로 이행해버리는 경우도 적지 않습니다. 귀 자체에 뚜렷한 이상이 있었음에도 불구하고 충분한 치료나 케어가 이뤄지지 않은 채 시간이 경과하면, 뇌가 비정상적인 소리의 신호를 '위험한 자극'으로 기억해 그것이 고정화될 수 있기 때문입니다.

예를 들어, 발병 초기에는 돌발성 난청에 의한 한쪽 이명이었던 것이 '곧 익숙해질 거야', '낫지 않는다잖아'라는 생각으로 방치해버리면, 이명에 대한 불안이나 긴장이 쌓이게 됩니다. 그 결과 뇌가 과민한 상태가 되어 '두명'으로 고정화되고 양쪽 귀, 심지어 머리 전체에서 소리를 느끼기도 합니다.

서양의학은 병변이나 이상을 명확하게 확인할 수 있는 기질적 질병의 진단과 치료를 특기로 하고 있습니다. 돌발성 난청이나 메니에르병처럼 원인이 명확하고 급성기일 때 적절한 치료를 할 수 있다면 개선과 회복을 기대할 수 있습니다.

그러나 이명이 장기화되어 두명이나 자율신경의 혼란을 수반하는 기능적인 문제로 이행했을 경우, 서양의학만으로는 대응이 어려워지는 경우가 많습니다. 검사에서는 이상이 발견되지 않고, 의사는 "상태를 봅시다", "신경 쓰지 않도록 합시다"라고 말하는 상황이 되는 것은 이 때문입니다.

그래서 중요해지는 것이 귀나 뇌만 살피는 것이 아니라 몸 전체의 균형을 회복시킴으로써, 불편을 완화시키는 동양의학적인 접근입니다.

'이명 없애기'를
목표로 해야 할까?

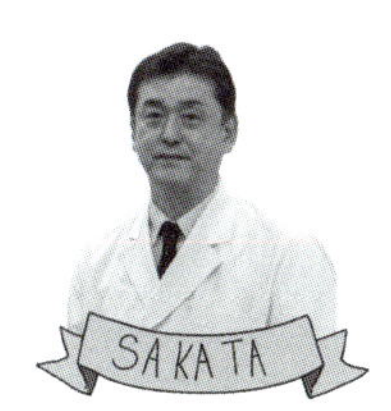

앞서 언급한 것처럼 이명은 누구에게나 있는 증상입니다. 다만 소리가 작기 때문에 평소에는 신경이 쓰이지 않을 뿐입니다.

문제가 되는 것은 외부에서 들리는 생활소음이 아닙니다. 내이에서 생긴 전기신호를 뇌가 '불쾌한 소리'로 강하게 의식해버리는 것에 있습니다. 이명으로 고통받고 있는 사람은 이 전기신호에 시달리고 있는 상태라고 할 수 있습니다.

그러면 어떻게 하면 좋을까요?

이명 치료의 궁극적인 목적은 '이명을 지우는 것'이 아닙니다. '신경쓰지 않는 상태'를 되찾아가는 것에 있습니다.

이명 증상은 완화와 악화를 반복합니다. 증상에는 반드시 기복이 있습니다. "모처럼 좋아졌다고 생각하고 있었더니, 다시 악화되어 버렸다." 그렇게 여기면 불안이나 혼란, 분노, 포기 등 부정적인 감정이 강해지기도 합니다. '이제는 절대 낫지 않을 거야'라고 생각할수록 이명의 고통은 더 커져버립니다. 이것은 임상 현장에서 여러 번 확인되어 왔던 사실입니다.

그런데, 이명은 누구나 태어나면서 가지고 있는 감각의 결과이기도 합니다. 그렇기 때문에 '완전히 없애는 것'이 아니라 설령 이명이 있어도 생활이 흐트러지지 않고 마음이 휘둘리지 않는 상태로 이끌어가는 치료가 필요한 것입니다.

특히 이명이 고통스럽게 느껴지는 배경에는 '이 소리는 위험하지 않은가', '평생 가는 것 아닌가'라는 불안이나 공포가 있습니다. 이러한 감정이 뇌를 과민하게 만들어 이명을 실제보다 크고 고통스러운 것으로 느끼게 해버리는 것입니다.

그래서 치료에서는 내이나 신경의 상태를 조절하는 동시에 뇌의 과잉 반응도 진정시켜 가는 것을 중시합니다. 그렇게 함으로써 같은 소리가 울리고 있어도 '신경 쓰이지 않는다', '인식하지 못했다'는 상태로 변화해갑니다.

이명과 싸우는 것이 아니라 이명에 휘둘리지 않는 상태를 되찾는 것. 그것이 이명 치료의 진정한 목적인 것입니다.

한약 치료는 어떤 환자에게 도움이 되는가

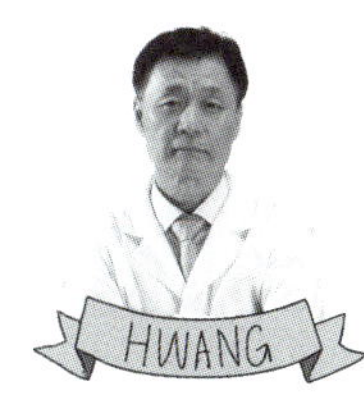

한약은 모든 이명 환자에게 반드시 필요한 치료는 아닙니다. 다만 임상에서 봤을 때, 한약 치료 없이는 치료 효과가 앞으로 나아가지 않는 경우가 있습니다. 이것은 소리재활치료나 침 치료를 할 때도 그렇습니다.

한의학에서 이명은 귀의 병이 아니며, 단일 장기의 문제가 아닙니다. 신경계, 혈류, 자율신경, 정서의 상태가 장기간 흔들린 결과로 나타나는 '전신 증상'이 바로 이명입니다. 이때 침과 한약과 소리재활훈련은 각자의 역할을 수행합니다. 침 치료는 즉각적인 신경 조절을 하며, 소리재활훈련은 중추신경의 반응을 재교육합니다. 또

한약은 그 변화가 유지될 수 있는 기본적인 몸의 상태를 만드는 치료로서 작동합니다.

환자들은 특히 한약을 어느 때 쓰는지 궁금해합니다. 제가 이명 환자에게 한약을 쓰는 목적을 세 가지로 정리해보았습니다.

첫째, 과흥분된 신경계를 '진정 가능한 상태'로 되돌리기 위해서 한약을 씁니다. 많은 이명 환자들이 항상 긴장되어 있습니다. 작은 자극에도 과민하게 반응하며, 쉬어야 할 때도 뇌가 쉬지를 못 합니다. 이 상태에서는 소리재활훈련도 침 치료도 효과가 일시적이거나 불안정해집니다. 한약은 뇌와 신경계를 '치료를 받아들일 수 있는 상태'로 만드는 것이 목적입니다.

둘째, 이명이 계속 유지되는 것은 몸 전체에 그것을 작동시키는 요인들이 있기 때문인데, 한약은 이것들을 조절할 수 있습니다. 불면, 소화장애, 만성피로, 불안, 우울, 냉증, 두근거림 등은 이명 환자에게 흔히 동반되는 증상들입니다. 서양의학에서는 이것들을 각각 다른 문제로 다루지만, 한의학에서는 이것들이 이명과 동일한 병리 흐름 위에 있는 증상들이라고 봅니다.

한약은 이명만을 겨냥하지 않습니다. 이명을 지속시키는 몸 전체의 조건을 함께 바꿀 수 있기 때문에 한약을 씁니다.

셋째, 치료 효과를 '유지'시키기 위해 한약을 씁니다.

"침 맞을 때는 편해져요. 소리재활훈련 중에는 괜찮아지죠. 그런데 일상생활로 돌아가면 다시 악화돼요."

이것은 임상에서 꽤 자주 볼 수 있는 장면입니다. 그런데 이것은 치료가 부족해서라기보다 몸의 기본 상태가 아직 변하지 않았기 때문입니다. 한약은 치료 효과가 일상에서도 유지되도록 받쳐주는 역할을 합니다.

그렇다면 어떤 이명 환자에게 한약이 특히 필요할까요? 크게 5가지 유형의 환자에게 한약 치료는 필요하며 효과가 매우 높습니다.

첫째, 검사상 큰 이상은 없는데 증상은 매우 힘든 환자입니다. 청력검사를 했더니 정상이거나 경미한 경우이고, MRI, CT에서도 특이 소견이 없었다는 사람이 많습니다. 그러나 정작 환자 본인은 너무나 힘들다고 합니다. 이명으로 삶의 질이 크게 무너진 경우입니다. 이때는 기질적 병변보다 기능적 불균형이 주된 원인이며, 한약의 강점이 가장 잘 드러나는 유형입니다.

둘째, 불면, 불안, 공황장애, 우울 등 자율신경 증상이 동반된 환자입니다. 잠들기 어렵거나 새벽에 자주 깨고, 이명에 대한 공포가 큰 경우입니다. 환자는 항불안제나 수면제를 복용하고 있는 경우도 많습니다. 이때 한약 치료 없이 소리재활훈련만 하면 반응이 느립니다. 이명은 뇌, 신경, 수면의 통합 치료여야 하는 것입니다.

셋째, 스트레스, 감정 변화에 따라 이명이 커지는 환자입니다.

화, 분노, 억울함, 불안 등이 있다면 이명도 악화됩니다. 조용할수록 소리는 더 크게 느껴집니다. 한의학에는 마음의 응어리를 풀어내고 심신의 긴장을 완화시킬 수 있는 처방이 다양하게 있습니다.

넷째, 만성피로, 소화장애, 냉증을 함께 호소하는 환자입니다. "몸이 항상 힘들어요", "기운이 없어요", "배가 잘 아파요"라는 호소를 하는 환자라면 이명을 견딜 수 있는 에너지가 부족한 상태인 것입니다. 직장인, 사업가 등에게서 흔히 볼 수 있는데, 쉬면 이명이 줄고 무리하면 커집니다. 저하된 체력을 회복하고 에너지를 보충하는 것은 한약의 주요 목적입니다.

다섯째, 치료를 열심히 하는데도 자꾸 원점으로 돌아오는 환자입니다. 여러 종류의 치료를 시도했으나 조금 좋아졌다가 다시 악화되는 환자들이 있습니다. 그러면 이명 치료에 대해 근본적인 신뢰가 흔들리는 상태일 것입니다. 노화가 진행되거나 허약 체질이거나 기억력 저하, 허리나 무릎 통증 등 여러 증상이 섞여 있는 복합 이명일 수 있습니다. 이 경우 한약은 치료가 먹힐 수 있는 몸의 토대를 다시 만드는 역할을 합니다.

이 대목에서 독자들은 "그래서 어떤 한약을 먹어야 하나요?" 하고 궁금해할지도 모르겠습니다. 그러나 이 질문에 대해서는 처방명을 나열하지 않겠습니다. 왜냐하면 이명은 병명이 아니라 증상이며, 한약은 증상이 아니라 사람을 보고 맞춤으로 쓰기 때문입니다.

중요한 것은 '어떤 약이냐'가 아니라 '왜 지금 이 사람에게 한약이 필요한가'입니다.

한마디로 한약은 이명을 직접 없애는 약이 아니라, 이명이 사라질 수 없는 몸의 상태를 점차 바꾸는 치료입니다. 이명 환자가 한약을 먹어야 하는 이유는 귀를 치료하기 위해서가 아니라, 이명을 견디고 있는 몸과 뇌를 회복시키기 위해서입니다.

50대 한국인 남성이 4년 이상 지속된 만성 이명으로 한의원에 내원했습니다. 만성피로, 소화장애를 동반하고 있었고, 소리에 대해 예민한 데다가 수면의 질이 떨어져 있었습니다. 그는 이전에 TRT에 대한 경험이 있었던 환자여서 소리 자극에 대한 이해가 높았습니다.

그에게 TSC 소리재활훈련을 단독으로 적용했을 때 초기 반응은 있었으나 곧 효과가 정체 상태를 벗어나지 못했습니다. 소리재활훈련을 성실히 수행했는데도 불구하고 쉽게 지치고 이명에 다시 집착하는 양상이 반복되었습니다. 몸이 항상 피로하고 예민한 상태였는데, 소리재활훈련이 문제가 아니라 몸의 기본 상태가 치료를 지탱하지 못하고 있다고 판단되었습니다. 그래서 환자와 상담 후에 한약 치료를 병행하기로 결정했습니다.

한약 치료의 목표는 신경계 과흥분의 완화, 소화와 수면 기능 회복, 만성피로의 개선이었습니다. 이명 소리를 직접 겨냥하는 것이 아니라 소리재활훈련이 작동할 수 있는 몸의 환경을 만드는 것입니다. 소리재활훈련을 병행하면서 한약을 복용하고 2, 3주 후에 환자의 반응이 달라졌습니다. "소리재활훈련을 해도 몸이 덜 지쳐요. 이명에 덜 매달리게 됐습니다."

또 소리재활훈련의 결과에도 진전이 있었습니다. 이명 인지의 강도가 감소했으며, 치료의 유지력이 크게 향상되었습니다. 덩달아 환자의 치료에 대한 신뢰도 회복했습니다. 한약은 소리재활훈련 효과를 증폭, 유지시키는 기반 치료로 작동하였습니다.

이 사례는 "왜 같은 소리재활훈련을 해도 어떤 환자는 반응하고, 어떤 환자는 정체되는가"에 대한 답을 보여줍니다. 몸의 상태가 바뀌지 않으면 뇌의 반응도 바뀌지 않는 것입니다.

약물요법이 효과 있는 사람과
치료적 한계

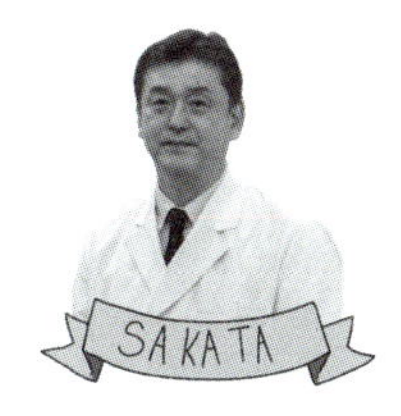

이명 치료라고 하면, '이명을 치료하는 약'이 있다고 생각했던 사람도 많을 것입니다. 그러나 실제로는 이명에 만병통치약은 존재하지 않습니다.

카와고에 이과학클리닉에서는, 고실내 주입요법을 축으로 하면서 증상이나 배경에 따라 [그림 3-1]의 프로세스에 따라서 치료법을 선택해갑니다. 그중에서 중요한 기둥 가운데 하나가 되고 있는 것이 약물요법입니다.

저희 클리닉에서는 고실내 주입요법으로도 충분한 개선을 얻을 수 없는, 끈질긴 이명에 대해 '칵테일 요법'이라고 불리는 약물요법을 실시하고 있습니다. 칵테일 요법은 여러 약물을 동시에 조합하여 각기 다른 원인에 접근해가는 치료법입니다.

이명이 단일한 원인으로 일어나는 경우는 드뭅니다. 기질적인 이상이 계기가 되는 경우도 있지만, 뇌의 과민, 심장·뇌·내이 혈류의 저하, 수면장애, 정신적 스트레스, 불안, 답답함, 자율신경의 혼란, 호르몬 이상, 부종 등 복수의 요인이 겹쳐서 생기는 것이 대부분입니다.

이명을 '신경 쓰이지 않는 크기'까지 줄여나가기 위해서는 이런 요인들을 하나씩 줄여갈 필요가 있습니다. 이를 위해 여러 약을 조합하는 방법이 필요해진 것입니다. 예를 들어 이명이 두명으로 진행되고 있는 경우, 뇌간이 과민해져 신경이 비정상적으로 흥분해 있는 상태를 생각할 수 있습니다. 이러한 경우에는 항경련제를 사용하여 신경의 흥분을 진정시킵니다. 또 불면증, 고혈압이나 저혈압, 당뇨병, 비만, 갱년기 장애 등도 이명을 악화시키는 요인이 됩니다. 이러한 배경이 있다면 각각의 상태를 개선하는 약을 병용해갑니다.

그 외에 혈액순환을 개선하는 약, 정신적인 긴장을 완화시키는 약, 신경의 기능을 조절하는 약, 자율신경의 균형을 맞추는 약 등을 환자의 상태에 따라 조합합니다.

귀와 뇌뿐만 아니라 몸 곳곳에서 일어나는 작은 불편함이 얽혀 이명이나 두명을 일으키고 있는 경우, 그것들을 하나하나 풀어가는 것이 중요합니다.

이명이나 두명을 경험한 적이 없는 사람에게는 그 괴로움이 좀처럼 이해되지 않습니다. '이 정도로 괴로운데, 누구에게도 이해되지 않는다'라는 생각은, 환자를 정신적으로 코너에 몰아넣습니다. 실제로 두명이 장기화된 결과 우울증 상태를 동반하는 사람도 있습니다. 24시간 동안 머릿속에서 불쾌한 소리가 계속 울리는 상태는 상상 이상으로 사고력을 빼앗아 마음에 부담을 줍니다.

그런 경우에는 예외적으로 자일로카인 등의 마취약을 정맥주사로 흡수시킬 수 있습니다. 효과는 일시적이지만, 두명이 쓱 사라질 수 있습니다. "오랜만에 고요함을 느꼈다"며 눈물을 흘리는 분도 적지 않습니다. 이 짧은 편안함이 '아직도 가능성이 있다'는 희망이 되어 살 힘을 되찾는 계기가 되기도 합니다.

이처럼 이명의 배경은 환자에 따라 크게 다릅니다. 그렇기 때문에 '이명 약'이라는 단순한 발상이 아니라 상세한 문진에 의해 배경을 파악하고 그 사람에게 맞는 약을 조합하는 칵테일 요법이 중요해지는 것입니다.

다만, 칵테일 요법은 만능이 아닙니다. 만성화가 진행되고 신경의 변화가 고정되어 있는 경우라면, 개선에는 시간이 걸립니다. 그래도 원인을 파악하고 하나씩 대처해감으로써 '생활을 위협하는 이명'에서 '잘 관리되는 증상'으로 바꾸어가는 것은 가능합니다. 이것이 약물요법의 역할이자 한계이기도 합니다.

음향요법의 장점과
치료적 한계

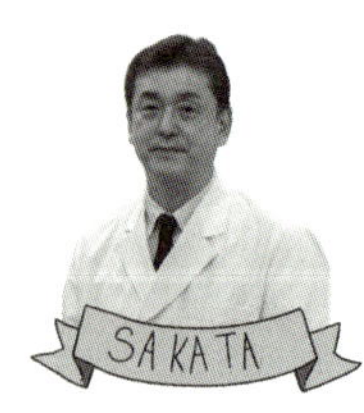

이명 치료에서 '최후의 보루'라고 불리는 것이 음향요법입니다('소리치료'라고도 합니다). 3장에서 황 선생께서 증례를 섞어가며 자세히 말씀해주셨는데 서양의학적인 입장에서도 이야기하겠습니다.

음향요법이란 이명이나 두명 자체를 지우는 것이 아니라 내이 장애나 편도체의 불안정으로 일어난 뇌의 과민 상태를 '귀에 소리 들려주기'로 부드럽게 하는 방법입니다. 환자 각각 신경이 쓰이는 이명의 성질을 고려한 음을 제작해 소리에 익숙해지게 함으로써 의식하지 않는 상태로 이끌어가는 치료법입니다.

지금까지 소개한 치료법은 내이와 신경, 혈류 등에 작용하여 이명의 원인 자체를 개선하고자 하는 의학적 치료였습니다. 그에 반해 음향요법은 이명을 '느끼는 방식'에 접근한다는 점에서 성격이 다른 치료법이라고 할 수 있습니다.

이명은 하루 중에도 변동합니다. 낮에는 주위의 생활소음에 섞여 별로 신경 쓰이지 않더라도 밤의 조용한 환경에서는 갑자기 크게 느껴져 잠을 못 자는 경우가 많습니다. 음향요법은 이 현상을 역으로 이용하는 치료법입니다.

음향요법에는 이명차폐요법과 TRT의 두 가지가 있습니다.

이명차폐요법은 이명과 비슷한 주파수의 잡음을 외부에서 줌으로써 이명의 소리를 일시적으로 가림으로써 증상을 완화합니다. 이명이 들리지 않을 정도의 잡음을 흘림으로써 뇌가 이명 신호에 과도하게 반응하는 것을 막고 신경을 쉬게 하는 것이 목적입니다.

구체적으로는 보청기처럼 생긴 '이명차폐기(Tinnitus Masker)'라고 불리는 장치를 이명이 있는 쪽 귀에 장착합니다. 취침 전 약 30분간 사용하면 이명에 대한 의식이 희미해지고, 잠들기 좋은 상태를 만드는 효과를 기대할 수 있습니다.

마찬가지로 이런 방식을 가정에서도 응용할 수 있습니다. TV나 라디오의 잡음, 에어컨이나 환풍기 소리 등 자신의 이명과 비슷한 소리를 틀어놓고 이명이 사라지는 최소한의 음량으로 조정해서 듣는 방법이 있습니다. 다만, 이명차폐요법은 임시방편의 대증 요법이며 근본적인 개선을 목적으로 한 치료는 아닙니다.

그래서 더욱 근본적인 개선을 위해 개발된 것이 TRT입니다. 1990년대에 유럽에서 시작되어 지금은 세계적으로 행해지고 있습니다. TRT에서는 'TCI(이명제어기)'라고 불리는 소형의 귀걸이형 장치를 사용합니다. 이 장치로부터 흘러나오는 것은, 이명을 없애기 위한 소리가 아니라 뇌가 불쾌하다고 느끼지 않을 만한 '기분 좋은 노이즈'입니다.

이명의 소리는 유모세포의 어느 부위에 문제가 있는지에 따라 달라집니다. 그래서 문진이나 검사로 이명의 특징을 파악하고, 그 사람에게 맞는 소리를 조정하여 내보냅니다. 또한 많은 이명 환자에게는 난청도 있기 때문에 TCI에는 보청기 기능도 구비되어 있습니다. 청력을 보충하면서 기분 좋은 소리를 들려줌으로써 뇌의 과도한 경계 반응을 약화시켜 가는 것입니다.

TRT에서는 TCI를 1일 6~8시간 계속 장착해, 1~2년에 걸쳐 이명에 순응해가는 것을 목표로 합니다. 이명 자체를 지우는 치료는 아니지만, '울리고 있어도 신경 쓰이지 않는 상태'로 끌고 가는 데에 이 치료의 본질이 있습니다.

이렇게 음향요법은 이명에 대한 불안과 공포를 완화시킨다는 점에서 효과적인 치료법입니다. 그러나 내이나 신경장애 자체를 치료하는 방법은 아닙니다. 이명의 배경에 있는 내이의 상태, 혈류,

신경의 흥분, 불안이나 생활습관 등의 요인을 하나씩 다듬는 치료
에 음향요법을 플러스해서 조합하면 제대로 힘을 발휘할 수 있는
치료 전략이 됩니다.

한의학적으로 이명은
어떻게 분류할까

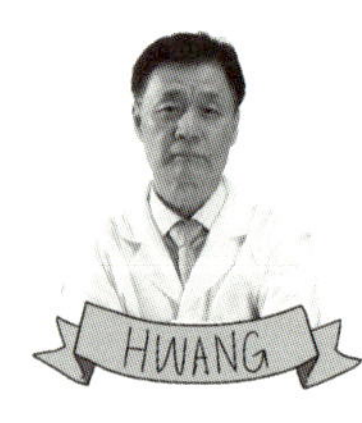

서양의학에서 병명은 원인이 명확하고 구조적으로 설명 가능한 경우에 세분합니다. 감각신경성 난청의 경우라면 소음성 난청, 노인성 난청, 돌발성 난청으로 나눕니다. 원인, 손상 부위, 경과가 비교적 분명하기 때문에 분류하는 것입니다. 그러나 이명은 좀 달라서 검사상 이상이 없는 경우가 많고, 같은 소리를 들어도 고통의 정도가 다르며, 경과도 매우 다양합니다. 그래서 이명은 하나의 증상으로 묶일 수밖에 없습니다.

그런데 한의학에서는 이명을 세분해서 설명할 수 있습니다. 한의학은 병명을 기준으로 치료하지 않고 사람의 상태, 병의 발생 과정, 몸의 반응 양상을 기준으로 보기 때문입니다. 같은 이명이라도 왜 생겼고 언제 심해지는지, 어떤 증상을 동반하는 신체 상태인지, 정서 반응은 어떤지, 경과는 어떤지에 따라 전혀 다른 질환으로 인식합니다. 치료를 하기 전 이런 분류는 그 자체가 치료의 출발점이 됩니다. 여기서 분류는 병명을 붙이기 위함이 아니라 치료 방향을 결정하기 위한 과정입니다.

이명이 왜 생겼는지 발생 원인 중심으로 이명을 분류하면, 스트레스와 과로, 노화와 에너지 소모, 소음이나 감정의 급격한 자극, 만성 질환과 면역 저하 등으로 세분할 수 있습니다.

상태 중심으로 이명을 분류하면, 열이 많은가, 기운이 부족한가, 혈류가 막혀 있는가, 신경이 예민한가 등으로 몸 상태에 따라 접근이 달라집니다.

경과 중심으로 분류했을 때는 이명이 갑자기 시작되었는가, 서서히 생겼는가, 심해졌다 약해졌다 하는가, 점점 고착화되는가 등 이명이 어떻게 변하는지를 살핍니다.

동반하는 증상을 중심으로 분류할 수도 있습니다. 불면, 불안, 어지럼증, 두통, 소화장애, 피로 등 이명과 함께 오는 증상들 중 어떤 게 힘든지를 중요하게 봅니다.

한의학이 이명 환자들에게 어떻게 작용하여 치료에 도움을 줄 수 있는지는 5장에서 자세히 살펴볼 것입니다. 그에 앞서 한의학적 관점으로 봤을 때 이명 환자들이 어느 유형에 해당하는지 스스로 체크해볼 수 있도록 5가지 유형으로 나누어 간단히 살펴보겠습니다. [표 4-1]에서 기타에 해당한다면 기능적 불균형의 문제가 아닐 수도 있음을 감안하십시오. 5가지 유형에 해당한다면 어느 부문에서 기능과 균형이 무너졌는지 스스로 가늠해보는 데 도움이 될 것입니다.

첫째, 스트레스형 이명으로 한의학적 진단명은 간기울결(肝氣鬱結)입니다. 긴장하면 이명이 심해지고, 화가 나면 소리가 커집니다. 목과 어깨 결림, 두통이 동반될 수 있습니다. 신경 흥분과 감정 억제가 원인이 되어 나타납니다.

둘째, 과로·노화형 이명으로 한의학적 진단명은 신허(腎虛)입니다. 오래 지속된 이명으로 저음이나 매미 소리가 납니다. 주로 피로, 기억력 저하를 동반하며, 회복력 저하와 에너지 소모가 원인입니다.

셋째, 불면·불안 동반형 이명으로 한의학적 진단명은 심신불안(心神不安)입니다. 밤에 심해져 잠들기 어려우며, 심장이 두근거립니다. 소리보다 불안 반응이 문제인 경우입니다.

넷째, 자율신경형 이명으로 한의학적으로 담음(痰飮)형이라 할 수 있습니다. 머리가 멍하고 어지럼증을 동반하며, 이명의 위치나 소리가 변합니다. 신경 전달과 자율신경 조절이 문제입니다.

[표 4-1] 한의학적 관점에서 본 이명의 기능적 분류

분류	한의학적 병리	임상 특징
스트레스형	신경계 과흥분, 뇌 청각중추 과활성	조용할수록 이명 심화, 목·어깨 결림, 두통
과로·노화형	신정(腎精)·뇌기능 저하	난청 동반, 지속적 이명
불면·불안형	몸과 마음의 불균형(心腎不交)	불면, 불안, 꿈을 많이 꿈(多夢)
자율신경 실조형	교감과 부교감 신경의 불균형	스트레스 시 악화, 두근거림, 불안
혈류장애형	어혈, 미세 순환 저하	머리의 압박감, 손발 저림
기타① 소음·외상형	청각세포 손상, 중추 보상과잉	소음 노출 후 발생, 고주파 이명
기타② 체성 이명형	경추, 턱관절, 근막 문제	자세, 움직임에 따라 이명 변화

다섯째, 혈류장애형 이명으로 한의학적으로 어혈(瘀血)이나 혈허(血虛)로 진단합니다. 머리 압박감이 있거나 손발이 차거나 저리기도 합니다. 혈액 순환과 산소 공급 문제가 원인입니다.

환자 중에는 "왜 같은 이명인데 사람마다 치료가 달라요?" 하고 묻는 사람이 많습니다. 한의학적으로 보면 이명을 만들어낸 원인과 몸 상태에 따라 치료는 달라져야 합니다. 여러 유형으로 나누어 이해하면, 이명은 내 몸의 상태가 만들어낸 경고 신호였음을 알아차리게 됩니다. 이명은 몸의 기능과 균형이 깨진 것이기 때문에, 그 원인을 찾아 균형을 회복하면 나아질 수 있습니다.

의사의 역할은 보이지 않는 고통에
귀 기울이는 것

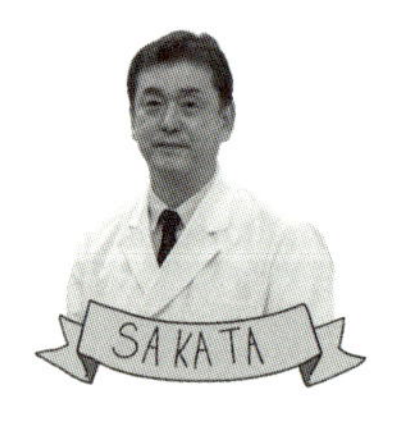

이명으로 시달리다 보니 닥터 쇼핑을 반복하는 사람이 적지 않습니다. 닥터 쇼핑이란, 차례차례로 다른 의료기관에서 진찰을 받는 것입니다. 그 배경에는 의사의 진단에 납득할 수 없다, 또는 지시대로 치료를 받고 있는데도 개선이 느껴지지 않는다는 강한 불안이 있습니다.

그러면 이럴 때 의사에게는 어떤 역할이 요구되는 것일까요? 이명의 치료에 있어서 의사의 역할은 단순히 약을 처방하는 것만이 아닙니다. 가장 중요한 것은 눈앞의 환자가 왜 이명을 호소하게 되었는지, 그 배경을 신중하게 찾아가는 것입니다. 그러기 위해서 빼놓을 수 없는 것이 바로 상세한 문진입니다.

저는 자주 환자로부터 "선생님은 왜 그렇게 꼬치꼬치 물어보십니까"라는 질문을 받습니다. 과거로 거슬러 올라가 자세히 이야기를 듣지 않으면 지금 이명이 일어나고 있는 진짜 배경에 도달할 수 없기 때문에 질문하는 것입니다. 귀만 보고 있어서는 알 수 없는 원인이 생활습관이나 컨디션의 변화, 스트레스, 과거의 사건 속에 숨어 있는 경우가 많습니다.

이와 같이 전신의 상태나 경과를 포함해 원인을 규명해가는 자세는, 결과적으로 몸 전체의 조화를 중시하는 동양의학의 사고방식과도 통하는 것입니다. 사람의 모든 것을 보는 전인(全人) 의료는 경험이나 감각도 중요하게 생각하는 장인의 기술 같은 면이 있습니다.

한편 서양의학은 과학적 근거(evidence)를 중시한 나머지, 의사의 경험이나 감을 경시하는 경향이 있는 것도 사실입니다.

실제로 임상적 관찰 소견과 청력검사, MRI, 혈액검사 등에서 이상이 발견되지 않으면 '이상 없음'으로 진단하는 의사가 적지 않습니다. 하지만 환자가 이명이나 난청을 확실히 느끼고 있다면 영상소견이나 검사로는 찾을 수 없는 원인이 어딘가에 숨어 있을 것입니다. 그 원인을 찾는 것이야말로 의사에게 주어진 역할입니다. 원인을 알면 치료법도 찾을 수 있습니다. 환자에게 밀착해 필요한 치료법을 찾아가는 것이야말로 의사의 중요한 역할이라고 생각합니다.

그런데 현대 서양 의료에서는 이 '전인적(全人的)으로 본다'는 시각이 빠지고 '병만 본다'는 경향이 강해지고 있습니다. 세계적으로 이름을 남긴 오기노 큐사쿠 선생은 이런 말을 좌우명으로 삼았다고 합니다. "형태 없는 것을 바라보고 소리 없는 것을 들어라."

오기노 큐사쿠 선생은 배란의 시기를 밝혀내고, 불임으로 고민하는 부부를 위해 임신하기 쉬운 시기를 특정하는 '오기노 방식(Ogino method)'을 개발하신 의사입니다. 오기노 선생이 소중히 여기신 것은 검사나 숫자에는 나타나지 않는 환자의 호소 뒤에 있는 괴로움이었습니다.

영상이나 검사에 이상이 없더라도 환자가 느끼는 고통은 분명히 존재합니다. 이명이 바로 그 전형적인 경우입니다. 검사에서는 '이상 없음'이라고 해도, 본인에게 있어서는 일상생활을 크게 뒤흔드는 심각한 증상입니다.

그렇기 때문에 의사에게는 검사 결과만으로 판단하는 것이 아니라 환자의 말로 표현되지 않는 고통에 귀 기울이는 자세가 요구됩니다. 증상의 배후에 있는 '보이지 않는 괴로움'을 추측해 함께 마주하는 것. 그것이 이명 치료의 출발점입니다.

치료 시작 전에
환자가 알아둘 것들

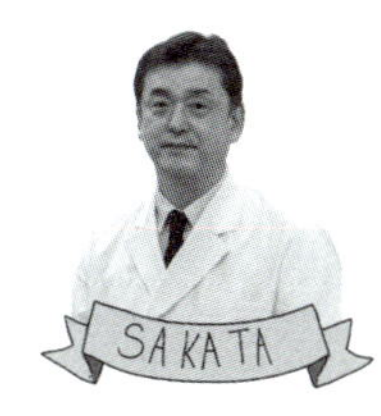

이명의 치료에 있어 의사의 전인적 태도와 마찬가지로 중요한 것이 환자 자신의 마음가짐입니다. 중요한 것이라서 거듭 말씀드리지만, 이명은 건강한 사람에게도 아이에게도 있는 증상입니다. 모든 사람이 이명을 경험하고 있습니다. 차이점은 '이명에 고통이나 불쾌감이 있는가'라고 말할 수 있습니다.

그렇다고 해서 "참으세요"라고는 결코 말하지 않을 것입니다. 참는 것이 아니라 필요한 치료를 적극적으로 해나감으로써 일상생활에 지장이 생기지 않는 정도까지 경감해가는 것. '별로 신경이 쓰이지 않는다'라는 상태까지 가져가는 것이 치료의 목적입니다.

그 이명의 느낌은 몸 상태나 마음 상태에 크게 좌우됩니다. 어제는 별로 신경 쓰이지 않았는데, 오늘은 아침부터 이명이 크게 들리는 일은 실제로 일어납니다. 몸 상태나 마음 상태가 나쁘면 뇌의 신경이 과민하게 작용하여 이명을 크게 포착해버리기 때문입니다.

그래서 일상적인 증상의 변화에 일희일비하지 않는 것도 중요합니다. 제 클리닉에 아침 9시 오픈을 기다렸다가 전화를 해오는 환자가 가끔 있습니다.

"어젯밤엔 이명이 너무 심해서 잠을 못 잤어요. 치료가 잘못된 것 아닌가요? 어떻게 해주실 거죠?"

불안한 마음은 잘 압니다. 다만 이러한 전화를 해오는 환자는 대부분 의사의 설명이 머리에 들어오지 않는 경우입니다. 이명의 치료는 의사에게만 맡겨두어서는 잘 나아지지 않습니다. 환자 자신이 어떻게 이해하고 대응하는지가 결과를 크게 좌우합니다.

특히 음향요법을 실시하고 있는 환자는 높은 치료비를 지불하고 있습니다. 자비 진료이며, TCI 기기도 7~8만 엔입니다, 비싼 것은 12~13만 엔, 더 비싼 것도 있습니다. 그래서인지, "음향요법으로 장사를 하는 것 아닌가"라는 말을 듣는 경우가 실제로 있습니다.

그러나 음향요법이 고액이 되는 데에는 명확한 이유가 있습니다. TCI 등의 음향요법 기기는 기성품이 아닙니다. 이명의 음질이나 주파수, 청력의 상태, 불안의 강도 등을 바탕으로 개개인에 맞게 세밀히 조정하는 의료기기입니다.

또, 장착 후에도 경과를 보면서 음량이나 음질을 몇 번이나 조정해, 뇌가 이명에 순응해가는 과정을 장기적으로 관리할 필요가 있습니다. 따라서 기기 값뿐만 아니라 전문가의 평가와 지속적인 후속 조치가 치료비에 포함되어 있습니다.

원래 음향요법은 즉효성을 추구하는 치료가 아닙니다. 시간을 들여 '이명에 휘둘리지 않는 뇌 상태'를 만들어가는 끈기가 필요한 치료법입니다. 저는 치료를 시작할 때 그러한 장점과 단점, 예측되는 사태를 환자에게 알려드립니다. 치료는 의사뿐만 아니라 환자 자신의 자세가 무엇보다 중요하기 때문입니다.

한번 납득하고 시작한 치료를 믿고 긍정적으로 임하는 것, 불안이나 불신감을 내려놓고, 가능한 한 편안하게 생활습관을 조절해간다는 자세가 이명의 개선에 큰 힘으로 작용합니다. 환자가 꼭 이 점을 충분히 이해한 후에 치료에 임했으면 좋겠습니다.

이명은 완화와 악화를
오간다

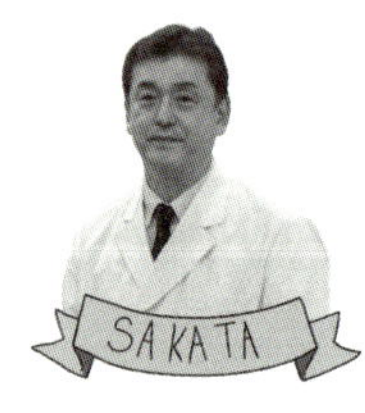

이명 치료의 목표는 '완치'냐 '완화'냐 하는 두 가지로 말할 수 있을 정도로 단순하지 않습니다. 그 이유는 증상이 나타나는 방식에도, 환자가 받아들이는 방식에도 매우 다양한 차이가 있기 때문입니다.

실제로 이명을 계기로 우울증에 빠져 사회생활을 할 수 없게 되는 사람도 적지 않습니다. 밤낮을 가리지 않고 계속되는 소리에 마음이 쉴 수 없어 잠을 이루지 못하는 날이 겹치면서, '이 상태가 평생 가는 것은 아닐까' 하는 불안감이 조금씩 사람을 막다른 곳으로 몰아세웁니다. 실제로 제 환자 중에는 "귀 안에서 매미 100마리가 울고 있다"고 표현하는 사람도 있습니다.

주위에서 "너무 신경 쓴다", "생명에 직결되는 병이 아니다"라고 말하면 환자는 괴로움을 이해받을 수 없게 됩니다. 그로 인해 고독 감이 깊어지기도 합니다. 그런 일이 자꾸 쌓이면서 우울 상태가 진 행되어, '더 이상 살고 싶지 않다'라는 생각에 이르는 것은 결코 특 별한 이야기가 아닙니다. 이것은 이명이 단순한 '소리의 문제'가 아 니라 마음이나 삶의 방식에도 깊이 관련된 증상임을 보여줍니다.

이처럼 치료가 난항을 겪는 배경에는 성격이나 사고 습관도 관 련이 있습니다. 강한 불안이나 공포에 사로잡혀, '의사가 어떻게든 해주겠지'라고 계속 수동적 자세가 되는 사람이 있습니다. 의사의 설명을 받아들일 수 없어 불신감을 키워버리는 환자도 있습니다.

이러한 상태에서는 아무리 효과적인 치료법이 있어도 나아지는 길은 멀어집니다. 그러면 치료가 효과적으로 이뤄지려면 환자에게 가장 중요한 것은 무엇일까요?

저는 '순수함'이라고 느끼고 있습니다. 여기서 말하는 '순수함'이 란, 의사가 말한 것을 맹목적으로 믿는 것이 아닙니다. 의사의 설명 을 왜곡하지 않고 우선 받아들여서 이해하고, '할 수 있는 것부터 하 나씩 노력해가자'라고 치료에 적극적으로 되는 것을 말합니다. 의 사의 치료 방침에서 모르는 것이 있으면 주저하지 않고 질문하고, 납득한 후 치료를 해나가는 것, 이명을 개선하는 것은 자기 자신이며 의사에게는 그 지원을 받는 것이라 생각하며 자신을 주축으로 여기는 것입니다.

이명은 골절과 같이 원인이 명확하고 시간에 따라 일직선으로 꾸준히 호전되는 질병과는 달리, 경과가 날마다 요동칩니다. 좋은 날과 나쁜 날을 오가며 조금씩 휘둘리지 않는 상태로 향해 가는 것. 그것이 이명 치료의 본질입니다.

그런데 좋은 날과 나쁜 날을 왔다 갔다 하는 상황이 '정말 좋아질까'라며 환자를 불안하게 만드는 것도 사실입니다. 이명 치료가 어려워지는 가장 큰 요인은 바로 여기에 있습니다. 불안과 불신 속에서 환자와 의사의 생각이 서로 엇갈리기 쉬운 것입니다.

그러나 이명의 치료는 환자와 의사의 공동 작용으로 이루어지기 때문에 사실 인간관계가 관건입니다. 그러니 부디 혼자서 떠안지 말고 신뢰할 수 있는 의사와 함께, 조금씩이라도 앞으로 나아가야 합니다.

제 목표는 "선생님께 진찰을 받고 안 되면 포기하겠습니다"라고 말할 수 있을 정도로 진심으로 치료하는 것입니다. 그리고 그 정도의 신뢰 관계를 환자와 쌓는 것입니다. 실제로 어떤 중증 환자라도 80%는 조절할 수 있다는 자부심이 있습니다. 그 정도의 마음으로 이명 환자와 마주하고 있습니다. 그러니 포기하지 말고 함께 노력해봅시다.

Chapter 5

한의학으로
이명을 치료하다

한약은 양약 치료의 간극을 메울 수 있다

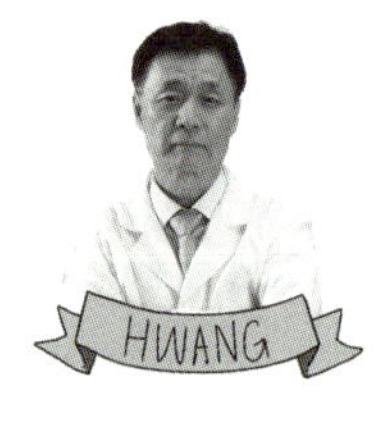

50대 여성 은주(가명) 씨는 2년 전부터 귀에서 '삐-' 소리가 계속 들렸습니다. 청력검사, MRI 등 여러 검사를 해봐도 특이 소견은 없었습니다. 불면, 가슴 두근거림, 쉽게 놀라는 증상이 동반되었는데, 여러 병원을 전전했지만 "원인을 알 수 없다"는 말만 반복해서 들을 뿐이었습니다.

이 환자의 이명은 귀 자체의 손상보다는 자율신경 불균형이 문제였습니다. 청신(淸神), 안신(安神), 온담(溫膽) 목적의 한약 처방을 하고 3주가 지나자 이명에 대해 예민하게 반응하던 것이 줄어들기 시작했습니다. 한약이 소리에 과민해진 신경 상태를 먼저 조절했던 것입니다.

40대 남성 서준(가명) 씨는 직장 스트레스가 심했을 때 이명이 시작되었고, 화가 나거나 억울한 일이 있으면 소리가 더 커진다고 호소했습니다. 목과 어깨가 항상 뻣뻣했고, 본인이 눈치채지 못했지만 이를 악무는 습관도 있었습니다. 이 환자에게 이명은 정서적 긴장이 귀로 표현되는 형태였습니다. 청간(淸肝), 해울(解鬱), 소요(逍遙) 중심의 한약 처방으로 치료하자, "예전처럼 신경이 곤두서지 않는다"는 변화가 있었습니다.

한약 처방은 여러 약재를 하나의 처방으로 구성하지만, 각각의 치료 목적이 유기적으로 연결됩니다(자세한 내용은 192쪽으로 이어집니다). 서양의학의 칵테일 요법도 역시 단일 약물의 한계를 극복하기 위해 여러 약물을 조합해서 사용하는 전략입니다. 각각의 증상을 타깃으로 하면서도 복합된 증상들에 대처하는 것입니다. 이명은 단일 기전으로 설명되지 않는다는 인식 하에, 복합 증상을 동시에 다뤄야 한다는 문제의식을 가지고 조합해서 치료한다는 점이 공통점입니다.

그러나 비슷한 것 같아도 결정적으로 다른 점이 있다면 칵테일 요법은 증상 조합 중심이라면, 한약은 사람의 상태를 중심으로 처방합니다. 칵테일 요법은 증상별 대응으로 약을 섞는 것이고, 한약은 치료 목표를 조합하는 것입니다. 다만 증상이 변화할 때 한약은 조합의 비율과 방향을 계속 조정하면서 유연하게 대처할 수 있다는 점이 강점으로 작용합니다.

양약 치료의 기본 전제는 병명을 중심으로 합니다. 예를 들어 이명, 돌발성 난청, 메니에르병 등의 이름으로 분류합니다. 불안할 때는 항불안제, 불면에는 수면제, 라는 식으로 조합합니다. 기질적 손상, 염증, 혈관 문제 등 명확한 단일 증상을 가지고 있는 경우라면 확실하게 강점이 있습니다. 그러나 문제는 불면, 불안, 공황장애, 자율신경 이상, 만성피로, 스트레스 악화 등 증상이 복합적으로 나타날 때 한계가 나타난다는 것입니다.

반면에 한약은 청심(淸心), 해울, 개울(開鬱), 익기(益氣), 안신, 보신(補腎) 등 치료 목적을 하나의 처방 안에 통합하는 방식입니다. 치료 과정 중에 비율, 방향, 중점을 지속적으로 조정하면서 유연하게 대처합니다.

한약 치료의 기본 전제는 병명보다는 환자가 겪는 상태를 전체적으로 살피는 것입니다. 이명과 동반 증상, 체질과 정서 반응을 함께 고려해서 치료 전략을 세웁니다. '귀에 소리가 울리는 증상이 왜 나타나게 되었는가'를 치료 대상으로 하는 것으로, 이명 자체보다는 이명을 키우는 환경을 먼저 바꾸는 치료라고 할 수 있습니다.

병이 명확한 양상일 때 양약은 매우 강력하게 작용하지만, 이명이 생활습관, 감정, 체질과 얽혀 만성 상태가 되면 이때는 한약이 그 복잡한 구조를 풀어내는 데 탁월한 치료가 됩니다. 한약은 대체 치료가 아니라 양약의 빈틈을 메워주는 확장 치료가 되는 것입니다. 불면, 예민해짐, 피로에 취약함 등에 해당하거나, 스트레스에 이명이 악화된다면 한약이 치료 속도와 깊이를 바꾸는 데 도움을 줄 것입니다.

60대 여성 미순(가명) 씨는 밤이 되면 이명이 커져서 잠들기 어려웠고, 새벽에 깨고 나면 다시 잠들지 못하는 날이 많았습니다. 항불안제와 수면제를 복용 중이었으나 효과는 제한적이었습니다. 귀비(歸脾), 양혈(養血), 안신 목적의 한약 치료를 한 뒤로 수면은 안정되기 시작했고, 이명에 대한 집착과 공포 반응이 눈에 띄게 감소했습니다.

50대 남성 종훈(가명) 씨는 과로한 날이면 이명이 심해지고, 휴식을 취하면 조금 줄어든다고 했습니다. 오후만 되면 쉽게 지치고 집중력이 떨어지곤 했습니다. 이 환자의 이명은 귀보다는 전신의 에너지 저하가 문제였습니다. 익기, 보익(補益), 강화(降火), 발양(發陽) 목적의 한약 치료를 하자, 체력이 회복되면서 이명이 있어도 덜 신경쓰게 되었습니다. 이명이 피로의 경고 신호로서 작동하고 있었던 것입니다.

70대의 신허형 이명 환자 숙자(가명) 씨는 저음의 '웅-' 하는 이명이 점점 커진다고 호소했습니다. 허리와 무릎이 약했으며, 기억력 저하를 느끼고 있었습니다. 이 경우 노화와 체질적 허약으로 인해 나타난 이명이었으므로, 보신, 자신(滋腎), 자음(滋陰), 양음(養陰) 목적의 한약을 처방했습니다. 꾸준한 치료 결과 이명의 강도와 생활 속 불편감을 감소시킬 수 있었습니다.

이명은 하나의 증상이지만 환자는 하나의 상태만 갖고 있지 않을 때가 많습니다. 여러 증상이 얽힌 복합 이명일수록 한의학은 힘을 발휘합니다. 어지럼증, 소화불량, 불안, 불면이 동시에 나타난 환자가 있었습니다. 여러 병원에서 각 증상별로 따로 치료를 받았지만 만족스러운 결과는 얻지 못했다고 합니다. 한의원에서는 청심, 해울, 익기, 온담을 하나의 처방 안에서 구성했더니, 환자는 점차 삶에 안정을 찾아갔습니다.

한의학은 감각신경성 이명을 고친다

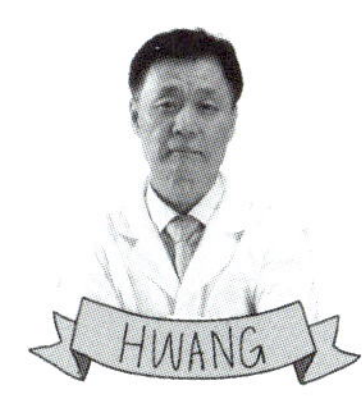

소리는 외이, 중이, 내이를 거쳐 청신경을 통해 뇌로 전달되고 인식됩니다. 앞서 사카타 선생이 설명했듯이 외이와 중이에서 문제가 생긴 것을 전음성 이명이라고 합니다. 구조적, 기질적 문제이기 때문에 검사를 하면 원인을 비교적 명확하게 알 수 있습니다. 약물, 수술, 시술 등 서양의학적 치료가 매우 효과적인 영역입니다. 이 영역은 '길이 막혔다'는 문제에 가깝습니다.

반면 감각신경성 이명은 내이(달팽이관), 청신경, 뇌의 인식 영역에 문제가 생긴 것입니다. 내이에서 소리 신호를 전기 신호로 바꾸고 그 신호를 뇌가 소리로 인식하는 과정에서 이상이 생긴 경우입니다. 검사상 뚜렷한 구조적 병변이 없는 경우가 많고, 소리의 크기보다는 괴로움과 집중력 방해의 문제가 있습니다. 소리는 들어오는데 뇌가 제대로 처리하지 못하는 상태에 가깝습니다.

이명은 질병이라기보다 기능의 혼란 상태라고 할 수 있습니다. 한의학에서는 감각신경성 이명을 특정 장기가 망가진 병이 아니라, 몸과 마음의 조절 시스템이 흐트러진 결과라고 봅니다. 즉 혈류, 신경 흥분도, 자율신경, 수면과 감정, 장부 기능의 균형 중에서 여러 요소가 동시에 어긋나서 나타난 증상이 이명입니다. 한의학이 잘 다루는 영역이 바로 이런 복합 기능 이상이기 때문에 감각신경성 이명은 한의학과 잘 맞습니다.

한의학에서 이명은 고정된 손상의 결과가 아니라 '과정'으로 봅니다. 따라서 다음의 질문들을 가지고 이명이라는 하나의 현상을 다르게 바라봅니다.

- 왜 이명은 조용할수록 심해지는가?
- 왜 스트레스를 받으면 이명이 커지는가?
- 왜 잠을 못 자면 더 괴로운가?
- 목과 턱과 자세에 따라 이명이 왜 변하는가?

이 질문들에 답하다 보면 이명은 귀만의 문제가 아니라 뇌와 전신 기능이 만들어내는 '과정'이라는 결론에 이릅니다. 이명은 계속 변하고 조절될 수 있는 기능적 현상인 것입니다.

내이, 청신경, 뇌의 청각중추는 영상 검사를 한다고 해도 잘 보이지 않고 수치로도 설명이 어려운 경우가 대부분입니다. 한의학에서는 청각 중추를 다음 4가지의 기능적 연결망으로 이해합니다.

- 신장(腎): 청각, 노화, 신경 기능
- 간(肝): 신경 흥분, 스트레스 반응
- 심장(心): 인식, 불안, 소리에 대한 민감도
- 비장(脾): 에너지 공급, 회복력, 뇌의 휴식과 흥분 조절

즉, 한의학은 몸 전체가 소리를 어떻게 받아들이는지를 봅니다.

감각신경성 이명 환자들이 가장 힘들어하는 것은 소리의 크기보다는 예민함, 불안, 집중력 저하, 불면, 감정 기복 같은 것들입니다. 그래서 한의학에서는 이명 소리를 없애는 것만이 아니라 소리에 대한 뇌의 과잉반응을 낮추고, 신경계가 안정된 상태로 돌아오게 하는 것을 치료의 핵심 목적으로 세우게 되었습니다. 치료 후 많은 환자들은 "소리는 아직 있는데 괴롭지 않다", "신경이 덜 쓰인다"라고 표현하게 됩니다.

전음성 이명은 전달하는 길이 막혀 있는 구조적 문제라서 길을

뚫으면 해결됩니다. 그러나 감각신경성 이명은 길은 열려 있지만, 신호 처리, 조절 시스템에 문제가 있는 것입니다. 신체, 정서, 생활 리듬이 모두 관여되어 있습니다.

특히, 한약은 혈류를 조절하고 신경 흥분을 낮추고 장부 기능을 회복시키며, 수면과 감정을 동시에 다루는 조절에 집중합니다. 기본적으로 한약은 그러한 전신 기능의 조절에 치료의 강점이 있습니다.

이명은 전신 질환이자
기능적 질환이다

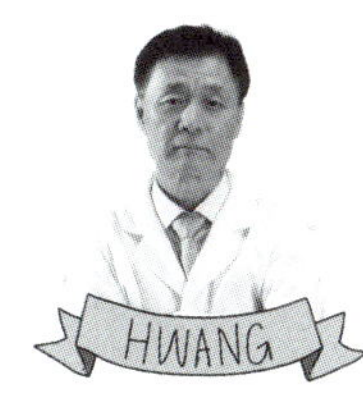

이명 환자들을 진료해 보면 공통적인 특징이 있습니다. 청력검사를 하고 MRI, CT까지 찍어봤는데 특별한 이상이 없다는 것입니다. 그런데 환자는 소리가 너무 괴롭다고 합니다. 이 간극은 이명이 전신 질환이라는 핵심 근거가 됩니다. 이명은 귀에만 국한된 병변이 아니라 신경, 혈류, 자율신경, 수면, 영양, 감정, 호르몬 상태가 함께 얽혀 나타나는 증상입니다. 이명 소리는 귀에서 들리지만 원인은 몸 전체에 흩어져 있습니다.

감각신경성 이명 환자에게 주로 동반되는 증상들은 만성 피로, 불면, 얕은 수면, 목과 어깨의 긴장, 턱관절 문제, 소화장애, 두근거림, 불안, 어지럼증, 스트레스 후 악화 등입니다. 이 중에서 귀 질환만으로 설명되는 것은 없습니다. 이명은 전신의 조절 시스템 이상이 원인입니다.

기질적 질병과 기능적 질환은 차이가 있습니다. 기질적 질병은 구조가 망가져 검사에서 명확히 보입니다. 따라서 중이염, 이경화증, 종양, 외상 등 병명 중심 치료가 가능합니다. 기능적 질환은 구조가 유지되고 있는 상태에서 발생하기 때문에 검사 결과와 증상이 어긋납니다. 구조는 유지되고 있지만 기능 조절이 무너진 것입니다. 과민성 장증후군, 기능성 소화불량, 만성피로, 강박장애, 불안장애, 우울, 분노조절장애, 인지장애, 감각신경성 이명 같은 것들이 기능적 질환입니다. 즉 감각신경성 이명은 귀가 고장난 병이 아니라 귀와 뇌가 함께 예민해진 상태입니다.

청력검사가 정상으로 나오거나 경미한데 이명은 지속된다면 환자는 괴로울 것입니다. 검사로 설명되지 않는 신경 흥분, 인식 과민의 문제를 모른 채로 컨디션에 따라 심해졌다 약해졌다 반복되면 마음도 불안할 것입니다. 스트레스를 받으면 악화되고 잠을 못 자면 이명 소리가 커지고, 긴장하면 소리가 선명해지며, 마음이 편안하면 잦아드는 특성이 있습니다. 이것은 고정된 병변이 아니라 가변적인 기능성 이상이 있을 때 나타나는 특징입니다.

이명은 소리보다는 반응의 문제이기 때문에, 같은 이명 소리를 가지고도 어떤 사람은 견딜 수 있고, 어떤 사람은 삶이 무너집니다. 그 차이는 뇌와 신경의 반응성입니다. 기능적 질환의 본질은 자극의 크기보다 반응의 과잉에 있습니다.

한의학에서 이명은 귀 하나의 문제가 아니라 오장육부, 감정과 성격(성정), 정신 활동의 종합 결과로서 접근합니다. 앞서 말한 4가지의 기능적 연결망을 떠올려보세요. 노화와 관련된 신장(腎), 신경 흥분과 관련된 간(肝), 불안 등 정서 반응과 관련된 심장(心), 에너지 공급과 관련된 비장(脾)이 균형을 이루고 있다가 그 균형이 깨지면 귀는 가장 먼저 신호를 냅니다. 즉, 이명은 몸이 보내는 경고음인 것입니다.

따라서 감각신경성 이명의 치료에서 중요한 것은 몸 전체의 조절력을 회복하는 것입니다. 수면이 안정되면 이명이 줄고, 불안이 낮아지면 소리가 멀어지고, 피로가 풀리면 재발이 줄어듭니다. 이것은 전형적인 기능적 질환의 회복 경로입니다.

한의학에서는 이명이라는 결과보다 이명을 만들어낸 몸의 상태를 치료 대상으로 보기 때문에, 조절 시스템을 이루는 3가지 기본 축의 균형이 무너진 것을 핵심 병인으로 해석합니다. 그 3가지는 첫째 신경 조절 시스템입니다. 과도한 긴장, 자율신경 불균형, 소리 자극에 대한 과민 반응은 신경 조절 실패의 결과입니다. 둘째, 에너지 공급과 회복력입니다. 이 기능이 떨어지면 만성 피로, 수면장애,

노화, 에너지 소모가 나타납니다. 셋째, 감정과 인식 시스템입니다. 불안, 예민, 집착적인 청각 인식은 이 기능에 과부하가 왔기 때문에 나타납니다.

이 3가지는 서로 영향을 주며 이명을 고착화시킵니다. 이에 따라 한의학의 치료 전략도 3단계로 귀결됩니다. 1단계는 과흥분된 신경을 진정시키는 것입니다. 기능성 이명 환자의 공통점은 신경계가 지나치게 예민해져 있다는 것인데, 청심, 청간, 강화, 온담의 처방을 하게 됩니다. 과도한 열과 흥분을 가라앉히고 소리에 대한 과잉 반응을 낮추는 데 치료의 첫 단계를 둡니다. "소리가 멀어졌다", "덜 날카롭다"는 변화를 이끌어낼 수 있습니다.

2단계는 회복력과 신호 전달 능력을 보강하는 것입니다. 기능성 이명은 망가진 병이 아니라 지쳐 있는 상태이기 때문에 보신, 자음, 보혈(補血), 익기, 보익의 처방을 합니다. 신경 회복, 혈류 개선, 에너지 재충전을 통해 귀와 뇌가 소리를 정상적으로 처리할 수 있도록 기본 체력을 회복시키는 데 집중합니다. 이 단계에서 이명의 빈도와 지속 시간이 줄어들게 됩니다.

3단계는 정서, 자율신경을 안정시키는 것입니다. 이명 환자가 가장 힘들어하는 것은 소리 그 자체보다 소리에 대한 불안과 집착이기 때문에, 인식 체계를 재조정하는 치료를 합니다. 안신, 귀비, 소요, 분심(分心)의 처방을 해서, 마음을 안정시키고 수면을 회복하며 자율신경 리듬을 정상화합니다. 이 단계에는 "이명이 있어도 괜찮다"는 감각이 생기고 소리가 점차 배경음으로 물러납니다.

한의학은 병명 중심이 아니라 사람 중심으로 치료를 설계합니다. 기능적 질환의 핵심은 같은 증상, 다른 원인에 있기 때문입니다. 스트레스형 이명, 노화형 이명, 피로누적형 이명, 불안·공황형 이명, 어지럼증 동반형 이명 등이 있을 때 치료 전략은 모두 달라야 합니다. 겉은 모두 이명이지만 원인은 다릅니다.

한의학 관점에서 본
이명 환자의 특징

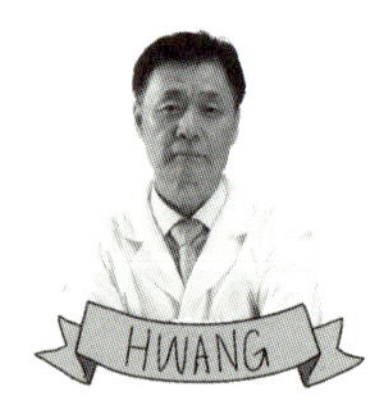

이명 환자들은 귀의 문제만이 아니라, 정서와 신체 전반에서 비슷한 패턴의 고통을 함께 가지고 내원합니다. 그래서 한의학은 이명 그 자체보다 몸의 균형을 먼저 봅니다. 이명은 하나의 병명이 아니라 여러 원인이 복합적으로 얽혀 나타나는 증상이라고 보기 때문입니다.

치료에 있어서도 한의학은 이명 소리를 직접 없애는 것보다 이명 환자가 가장 힘들어하는 상태를 살피고, 그 상태가 이명을 악화시키는 연결고리를 먼저 끊는 데 초점을 둡니다.

여기서 이명 환자들이 한의원에서 가장 흔하게 호소하는 정서적, 신체적 특징을 중심으로 여덟 가지 유형의 이명을 분류해보았습니다. 그에 따른 치료로 어떤 처방을 내리는지 관심 있게 봐주십시오.

첫째, 예민·불안형 이명입니다. 작은 소리에도 깜짝 놀라며, 가슴 두근거림을 호소하기도 합니다. 주변 소음보다 이명에 먼저 집중하는 경향이 있기 때문에, 소음이 적은 조용한 공간에 있으면 이명이 더 크게 느껴져서 오히려 더 힘들어합니다.

이명은 단순한 소리가 아니라 신경계가 '위험 신호'로 과잉 반응하는 상태가 굳어진 것입니다. 자율신경 과항진형 또는 신경 과흥분형이라고 할 수 있습니다. 이것을 한의학적 관점에서 설명하면 심장(心)과 담낭(膽)의 기능 불균형 상태이므로 청심(淸心), 안신(安神), 온담(溫膽), 양혈(養血) 목적의 치료 전략이 필요합니다. 이명에 대한 과도한 집중이 감소해 "소리가 나지만 덜 신경쓰인다"는 상태가 될 수 있습니다.

둘째, 스트레스 반응형 이명입니다. 화, 분노, 억울함을 경험한 후 이명이 악화됐다는 특징이 있습니다. 목, 어깨, 턱이 긴장 상태에 있고, 두통을 호소하기도 합니다. 무의식적으로 이를 악무는 습관이 있는 경우가 많고, 뒷목이 뻐근하다고 합니다.

신체가 긴장 상태에 있으면 신경과 혈류의 흐름이 정체됩니다. 긴장 상태가 계속 유지되면 이명도 계속됩니다. 한의학적 관점으로 보면 간기울결형, 기혈 정체에 해당합니다. 청간(淸肝), 해울(解鬱), 소요(逍遙), 분심(分心) 등 간의 열을 내리고 기운을 소통시키는 치료를 실시합니다. 긴장이 완화되면서 이명의 변동폭이 감소하고, 정서 기복도 줄어들 것입니다.

셋째, 불면·수면장애 동반형 이명입니다. 잠들기가 어렵고 깊이 잠들지 못하거나 새벽에 이명 때문에 깨기도 합니다. 잠이 깨면 이명은 더 커지며, 그래서 더 잠을 잘 수 없는 악순환에 빠집니다. 밤에 이명에 대한 인식이 증폭되기 때문에 '야간 악화형'이라고 할 수 있습니다. "꿈을 너무 많이 꾼다"는 사람도 있는데, 수면의 질을 회복하지 못하면 신경 회복도 어려워집니다.

한의학적 관점에서 치료는 귀비(歸脾), 안신, 양혈, 자신(滋腎)의 처방이 중요합니다. 혈을 보충하고 비장과 신장의 기운을 보강하여 심신을 안정시키는 것이 목적입니다.

넷째, 만성피로·과로형 이명입니다. 집중력이 떨어지고 쉽게 지친다는 환자가 많습니다. 조금만 무리해도 이명은 악화되며, 휴식하면 상대적으로 완화됩니다. 하루 중 오후가 되면 소리가 더 뚜렷해지는 경향이 있습니다.

이명은 체력 소진의 경고 신호로 나타난다고 봐야 합니다. 체력이 떨어지면 신경 회복력도 떨어집니다. 한의학적 관점으로 보면 기허(氣虛), 양허(에너지 저하형)입니다. 따라서 익기(益氣), 보익(補益),

강화(降火), 발양(發陽) 목적의 치료를 합니다. 기혈을 보충하고 정체된 기운을 밖으로 펼치게 하는 것입니다. 즉, 신진대사의 활성화를 의미합니다. 피로 회복과 이명의 지속시간을 감소시키는 효과를 기대할 수 있습니다.

다섯째, 우울·무력형 이명입니다. 오래 지속된 이명에서 우울감과 무력감이 나타납니다. 여러 가지 치료를 받아봤지만 효과를 못 느낀 경우에 '포기해야 하나'라는 생각과 함께 우울감이 나타납니다. 이명은 소리를 넘어 삶의 의욕을 떨어뜨리기 때문에 심각한 증상인 것입니다.

한의학적 관점에서 보면 기혈 순환이 저하된 울체(鬱滯) 지속형입니다. 환자들은 자율신경 반응이 둔화되고 치료에 대한 반응이 떨어집니다. 해울, 개울, 소요, 익기, 보간(補肝) 목적의 치료가 필요합니다. 감정적 스트레스로 인해 기가 뭉친 것(울체, 울결)을 풀어주고 심신을 안정시키는 치료입니다.

여섯째, 고령·허약체질형 이명입니다. 환자는 저음성 이명이 들리고, 허리나 무릎이 약해져 있다는 특징이 있습니다. 기억력 저하를 동반하는 경우가 많습니다. 회복 기반이 약화돼 있기 때문에 귀의 기능이 지속적으로 소모되면서 이명이 계속되는 것입니다.

한의학적으로는 신허·노화 연관형 이명이라고 분석합니다. 보신(補腎), 자신, 자음(滋陰), 양음(養陰) 등 근본적으로 체력을 보강하는 한약 치료를 목표로 합니다. 치료 결과 전신이 안정되면서 이명의 강도가 완만히 감소할 것이라 기대할 수 있습니다.

일곱째, 소화장애형 이명이 있습니다. 더부룩하고 복부 불편감이 있으며, 식후 피로 증상이 있습니다. 스트레스를 받으면 소화는 더 안 됩니다. 소화 기능이 무너지면 몸 전체의 회복력이 떨어지고 이명도 날카로워지고 예민해집니다.

한의학적 관점에서 보면 비위 기능이 저하된 것으로, 치료는 보중(補中, 비위를 보강한다), 양위(養胃, 위장을 보양한다), 평위(平胃, 위장을 편안하게 한다), 화중(和中, 비위를 조화롭게 한다), 건비(健脾, 비장을 튼튼하게 한다), 익기(기운을 더한다) 등의 목적으로 접근합니다.

마지막으로, 복합형 이명이 있습니다. 두 가지 이상의 유형이 섞여서 나타나는 것으로 이명, 불면, 불안, 피로 등이 동시에 존재하며, 치료 반응이 들쭉날쭉한 특징이 있습니다. 이럴 때는 우선순위를 정해서 단계적으로 접근해야 합니다. 가장 고통스러운 증상부터 조절하고, 이후 근본적인 체질 보완을 하는 것이 좋습니다. 한약은 하나의 처방 안에서 여러 목적을 동시에 설정할 수 있다는 장점이 있습니다.

이명은 하나의 증상이지만 환자의 유형은 하나가 아닙니다. 한의학은 이명과 오장육부와 마음을 함께 보면서 원인을 진단하고 치료에 접근합니다. 이명이 복합적일수록 한약의 치료 전략은 정교해집니다. 이명 환자에게 가장 괴로운 것은 소리 그 자체보다, 잠을 못 자고 불안해지고 쉽게 지치는 것입니다.

예전처럼 일상에 집중하지 못한다면 이명은 환자에게 큰 문제일 것입니다. 환자가 이명 때문에 무너진 균형을 회복하면, 이명은 자연스럽게 '신경 써야 할 대상'에서 '의미 없는 소리'로 이동할 것입니다.

"이유 없이 늘 불안하고
가슴이 두근거려요"

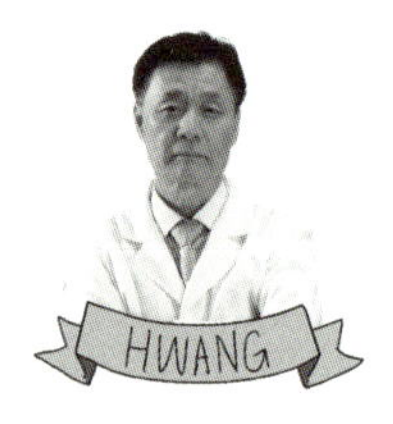

유진(가명) 씨는 30대 중반의 여성으로 2년째 양쪽 귀에 이명이 들린다고 했습니다. 소리가 너무 커서 잠을 못 잘 정도인데, 오른쪽이 더 심하며 소리의 형태도 복합적이라고 했습니다. 동반되는 증상으로는 어지럼증이 있었고, 얼굴에 열감을 느끼며 "요즘에는 머리 전체가 울리는 것 같아요"라며 괴로워했습니다.

그녀의 친정엄마는 신장 투석을 오래 하시다가 신장 이식 수술을 받았다고 합니다. 딸로서 간호하고 신경쓰느라 마음이 불안하고 체력도 많이 약해지면서 이명이 더 커졌다고 합니다. 평소에도 이유 없이 늘 마음이 불안하고 가슴이 두근거릴 때가 많다고 합니다.

앞서 이명 환자들의 정서적, 신체적 특징을 중심으로 이명을 여덟 가지로 분류했는데, 유진 씨는 그중 예민·불안형 이명이라고 할 수 있습니다.

한의학에서는 정서적, 신체적인 몸의 상태와 균형을 보기 위해 '맥진검사'라는 진단 방법을 동원합니다. 맥진검사를 하면 병명을 몰라도 병의 원인을 진단할 수 있습니다. 맥진검사는 몸속 12장부의 상태와 장부 사이의 연관성을 해석함으로써 질병의 원인을 찾아내는 검진입니다. 12장부는 우선 기혈(氣血)로 나누어 살펴봅니다. 크게 6개의 기장부(폐, 대장, 비장, 위, 심포, 삼초)와 6개의 혈장부(심장, 소장, 간, 담낭, 신장, 방광)로 나누어서 봅니다. 현대적인 언어로 풀어내자면, 여기서 삼초는 '자궁'으로 방광은 '척추'로 바꾸어 생각해도 됩니다. 또 심장은 엔진에 해당하는 기장부로서의 심장(심포)과 마음을 관찰하는 혈장부로서의 심장이라는 두 측면을 함께 살펴봐야 합니다.

맥진검사를 하면 몸속 상태를 디지털화된 파형, 즉 맥파로 보여주기 때문에 환자와 한의사가 함께 결과를 보며 이야기할 수 있습니다. 유진 씨의 12개 장부 맥파를 보니 에너지를 보는 기장부와 감정적, 정서적 상태를 보는 혈장부가 확연히 대조적이었습니다. 기장부는 매우 긴장된 채 위쪽을 향해 뛰고 있었고, 혈장부는 부들부들 떨고 있었으며 특히 심장맥이 깊이 내리꽂혀 있는 상태였습니다. 한국 말에 '낙심(落心)했다'라는 말이 있습니다. 이것은 원래 심장맥이 뚝 떨어져 있는 상태를 표현한 말로, 마음에 깊은 근심이 자리잡고 있어 감정이 불안하고 안정을 못 취하는 상태를 뜻합니다. 그래서 조그만 일에도 몹시 놀라며, 이명에 대해서도 역시 예민하게 반응할 수밖에 없습니다.

유진 씨의 이명 치료는 약 2년이 걸렸습니다. 한약, 약침, TSC 소리재활훈련, 뇌파훈련 등의 통합적인 치료를 꾸준히 지속한 덕분에 몸과 마음이 모두 회복하고 안정된 상태로 돌아와 지금은 이명에서 완전히 벗어난 상태입니다.

오른쪽 귀에 20년째 이명이 들렸다며 찾아온 60대 여성인 영숙(가명) 씨의 경우도 생각이 납니다. 그녀는 조금만 움직여도 피곤해서 어쩔 줄 모르며, 항시 마음이 불안하고 잠을 못 이룬다고 했습니다. 그동안 온갖 치료를 다 해봤다고 하는데, 평소에 음식을 먹고 체하는 일이 많다고 했습니다. 몸과 어깨가 짓눌리는 것처럼 아프고 여기저기가 쑤시고 아프다고 힘들어했습니다.

영숙 씨는 불면·수면장애형 이명 환자로 분류할 수 있으며, 소화장애가 겹쳐 있는 환자였습니다. 위장, 대장은 항상 무겁고 아랫배가 편치 않다 보니 두통과 체하기를 수시로 반복하고 있었습니다.

양쪽 손목을 통해 맥동(심장이 혈액을 보낼 때 동맥에서 느껴지는 박동) 수치를 재보면 좌우 모두 100으로 매우 빨랐는데, 이는 자동차로 치면 엔진이 과열된 상태라고 말할 수 있습니다. 맥파의 모양을 보면 혈장부가 몹시 떨리며 메마른 상태입니다. 에너지 상태를 나타내는 기장부도 체력 저하와 뇌의 피로도가 높은 상태를 보였습니다. 결국 피로와 불면에서 벗어날 수가 없는 몸 상태라는 점이 가장 우선적으로 해결해야 할 문제였습니다.

영숙 씨도 역시 한약, 뇌파훈련, 추나, 침, TSC 소리재활훈련 등의 입체적 치료를 시행했습니다. 3개월간 일주일에 2회 꾸준히 내원해서 치료를 받은 결과 이명이 거의 사라지고 난청까지 개선되었습니다. 치료 후의 맥진검사 결과에서도 맥파의 모습이 전반적으로 깨끗해지고 안정을 되찾았으며, 맥동 수치도 정상 범위로 돌아왔습니다.

"이명 소리는 줄었는데
몸이 너무 힘들어요"

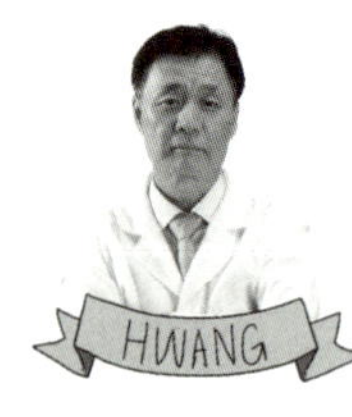

기능성 이명은 대체로 단일 치료로는 해결되지 않습니다. 다음의 질문은 한의사들이 복합 치료를 지향하는 이유를 명확하게 해줍니다.

- 신경계는 왜 과민해졌는가?
- 자율신경은 왜 균형을 잃었나?
- 뇌는 왜 이 소리에 집착하는가?
- 순환과 회복 능력이 왜 떨어졌는가?

이명 치료에서 소리재활훈련과 한약과 침은 서로 경쟁 관계가 아니라 서로 다른 역할을 하는 전략 관계입니다.

TSC 소리재활훈련은 이명에 대한 뇌의 과도한 주의 집중을 감소시키기 위한 것입니다. 이명 소리를 '위협 신호'로 인식하는 부정적 학습 패턴을 재조정해서 이명의 인지 강도를 감소시킵니다. 다시 말해 뇌의 인식을 재훈련하는 것입니다. 그리고 침과 약침은 신경 흥분을 조절하며, 한약은 내부 조절 시스템을 회복시킵니다. 한약 치료는 자율신경 불균형을 조절하고 수면, 불안, 우울, 피로, 정서 반응을 개선하는 데 집중합니다. 이명을 악화시키는 신체 내부 환경을 조정하는 것입니다. 소리재활훈련은 이명을 덜 신경쓰게 만들며, 한약은 이명을 신경쓰게 만드는 몸과 마음의 상태를 바꿉니다.

실제 임상에서는 소리재활훈련만으로는 반응이 더딘 환자들이 있습니다. 이명 인지는 줄었는데도 피로, 불면, 불안 증상들이 남아 재악화되기 일쑤입니다. 또 한약만으로는 이명 인지의 개선이 느린 환자들이 있습니다. 몸 상태는 좋아지지만 이명 인지의 변화가 더딥니다. 그러나 두 치료를 병행하면 반응 속도와 안정성이 향상됩니다. 이명에 대한 집착이 빠르게 줄고 재발 빈도도 확연히 줄어듭니다. 특히 불면, 불안, 만성 스트레스, 피로 누적에서는 그 시너지가 뚜렷합니다.

한의원에서 환자들에게 TSC 소리재활훈련을 설명하면, "어차피 똑같이 소리를 들려주는 치료 아닌가요?"라며 혼란스러워합니다.

그러나 같은 소리치료라도 치료의 목적과 작동 방식은 전혀 다를 수 있습니다.

이비인후과에서 차폐요법(백색소음)과 TRT를 해봤다는 환자들도 있을 것입니다. 이들 치료의 전제는 이명은 사라지기 어려우니까 소리에 익숙해지도록 훈련하자는 것입니다. 즉 이명과 공존하도록 적응시키는 치료입니다. 비교적 안전하고 구조적 병변이 없는 이명에 적용할 수 있지만, 신체 상태를 고려하지 않는다는 한계가 있습니다. 피로, 불면, 불안이 심한 환자에게는 효과가 제한적이며, "소리는 줄었는데 몸은 여전히 힘들다"는 경우가 많습니다.

TSC 소리재활훈련은 한국의 곽상엽 박사가 개발하고 미국 스탠퍼드 의대에서 임상 시험을 거친 방법으로, 단순한 차폐나 적응 방식이 아닙니다. TSC의 핵심 전제는 "이명은 고정된 소리가 아니라 신경계의 왜곡된 신호 처리 결과이며, 뇌가 소리를 처리하는 방식을 다시 조율할 수 있다"는 것입니다. 즉, 적응이 아니라 '재조정'을 목표로 합니다. 이명차폐나 TRT가 시끄러운 방에서 귀마개를 끼고 적응하는 훈련을 한다면, TSC는 방을 조용하게 만들고 귀와 뇌가 다시 정상적으로 소리를 듣도록 조율하는 것입니다.

한의학과 TSC를 병행하면 치료 효과는 월등해집니다. 먼저 한의학으로 몸의 바탕을 만들고 TSC로 귀가 아니라 뇌의 반응을 훈련합니다. 한의학 치료를 받은 이명 환자는 신경 흥분이 낮아지고 수면

이 개선되고 자율신경 균형이 회복됩니다. 이것은 뇌가 새로운 소리 정보를 학습할 준비를 마쳤음을 의미합니다. 이런 준비 과정 없이 바로 이명차폐나 TRT를 하면 효과가 지속되기 어렵습니다.

또 TSC 소리재활훈련은 특정 주파수 소리를 정밀하게 사용해, 이명 주파수와 신경 반응의 관계를 재조정합니다. 그 과정에서 "이명 소리가 바뀌었다", "위치가 이동했다", "날카로움이 둔해졌다" 등의 변화가 나타납니다. 이것은 단순히 소리를 덮는 차폐가 아니라 신경 반응의 변화입니다.

한의학은 '왜 지금 이명이 들리는가', '왜 악화되는가'에 주목하며, 스트레스, 피로, 감정 상태, 체질, 전신 증상을 함께 치료합니다. 이 과정에서 이명이 증폭되는 악화 요건이 줄어들고 소리재활훈련의 효과가 배가됩니다. 한의학과 TSC 소리재활훈련의 병행이 임상 효과가 좋은 것은 소리를 덮는 치료가 아니라 몸과 신경의 상태를 먼저 회복시킨 뒤 뇌의 소리 인식 체계를 재조정했기 때문입니다.

소리재활훈련을 반드시 해야 하는 환자

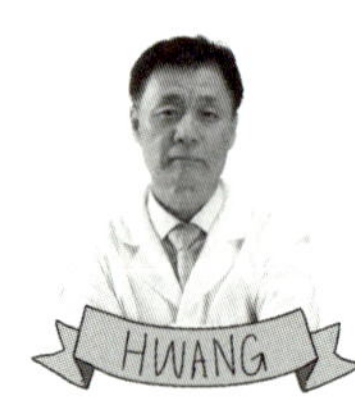

한의학 임상에서 TSC 소리재활훈련은 단독 치료가 아닙니다. 한의원에서 이명 치료를 할 때 침, 약침, 한약, 추나, 뇌파훈련, 가시광선 치료 등 환자의 상태에 따른 선택지들이 결합됩니다. 여기서 "TSC는 어떤 이명에 좋은가?"라고 질문하는 사람이 있을 텐데, 질문의 방향을 조금 다르게 해야 합니다. "어떤 이명 환자의 치료에 TSC를 포함시켜야 하는가?"

사카타 선생은 소음성 난청이나 이명에서 TSC 효과가 컸다고 말합니다. 소음성 난청과 이명의 핵심 병인은 청각신경 자극이 과했거나, 특정 주파수 대역의 과도한 흥분이 있었거나, 소리인식 회로의 왜곡이 있는 것입니다. TSC는 손상된 구조를 회복시키는 치료가 아니라 왜곡된 신경 반응을 재조정하는 치료이기 때문에, 특히 소음성 난청이나 이명에서 즉각적인 반응이 쉽게 관찰되었을 것입니다. 사카타 선생의 임상 경험은 이 점에서 충분히 설득력 있습니다.

한의사의 시각에서 봤을 때 TSC를 반드시 치료에 포함시켜야 할 이명 환자의 유형은 5가지 정도입니다.

첫째, 이명 소리의 주파수 성격이 분명한 환자입니다. '삐-' 소리가 나는 고주파음이고 특정 톤이 반복된다면, 청각신경의 특정 회로가 과흥분되어 있다는 신호입니다. TSC는 과흥분 회로를 직접 타깃팅할 수 있기 때문에, 침과 한약만으로 부족했던 부분을 보완할 수 있습니다.

둘째, 이명 소리가 상황에 따라 변하는 환자입니다. 피곤하면 이명 소리가 커지고 조용하면 도드라지고, 긴장하면 날카로워지며 위치가 이동하는 경우가 있습니다. 이런 변화성은 고정된 병변이 아니라 신경 반응의 가변성이 있음을 의미합니다. TSC는 이런 가변적 신경 패턴을 다시 학습시키는 치료이므로, 반드시 포함시켜야 합니다.

셋째, 스트레스, 소음, 과로 같은 명확한 촉발 요인이 있는 환자입니다. 소음에 노출된 이후로 이명이 시작된 경우, 감정적 충격이 있은 이후로 발생한 경우, 과로한 뒤로 악화된 경우 등은 신경계가 특정 자극에 과민해진 상태인 것입니다. 한약과 침으로 몸의 바탕을 안정시키면서 TSC로 자극-반응 연결고리를 끊어주는 전략이 효과를 발휘합니다.

넷째, 검사상 큰 이상이 없지만 이명이 지속되는 환자입니다. 청력손실은 경미하며 MRI 같은 영상 검사는 정상이지만, 이명은 명확한 경우입니다. 구조적 치료는 할 수 있는 것이 없기 때문에, TSC가 할 수 있는 거의 유일한 청각 재교육 도구가 됩니다.

다섯째, 이명에 대한 집중과 집착이 강한 환자입니다. 소리에 계속 신경쓰면서 조용한 공간을 회피합니다. 이명에 대한 두려움이 크기 때문에 나오는 행동입니다. TSC는 단순차폐가 아니라 소리를 다시 중립적인 정보로 재인식하게 만들어서 심리적 고착을 풀어줄 수 있습니다. 뇌의 해석 방식을 바꾸는 것입니다.

한의학과 TSC 소리재활훈련은 서로 시너지를 발휘하면서 치료에서 역할을 분담하는 관계입니다.

한약은 전신 환경을 조절해 회복력을 보강하며, 침과 약침은 신경 흥분을 조절하고, 추나는 구조적인 긴장을 해소합니다. 뇌파훈련이나 가시광선 치료는 자율신경과 중추를 조절하며, TSC는 청각신경 인식 체계를 재조정하게 됩니다. 다음 표에서 저희 한의원에서 실시하는 통합 치료 전략을 정리해두었으니 참고하시기 바랍니다.

[표 5-1] 한의학의 통합 치료 전략

치료 수단	역할
TSC 소리재활훈련	청각중추 재학습, 감각 둔감화
침	중추신경 안정, 혈류 개선
한약	병리에 따라 체질 맞춤으로 기능 회복
추나	체성이명, 경추와 턱관절 균형
약침	국소적 신경과 혈류의 조절
뇌파훈련	과흥분한 뇌파 안정
가시광선치료	시상-청각 네트워크 안정

한약 처방의 이름이
곧 치료 목적

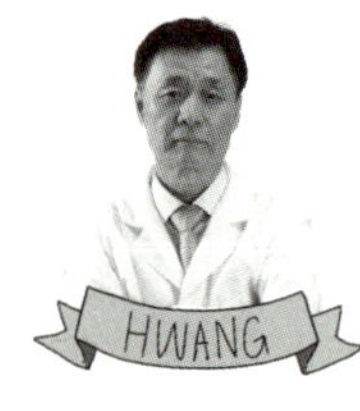

이명 환자에게 한약 치료가 필요한지 알 수 있는 가장 간단한 체크리스트가 있습니다. 다음 4개 중에서 2개 이상 해당한다면 한약 치료를 적극적으로 고려해야 합니다.

- 이명 치료를 성실히 받고 있으나 반응이 더딘 경우
- 불면, 불안, 피로가 치료의 발목을 잡고 있는 경우
- 소리재활훈련이나 침 치료의 효과가 유지되지 않는 경우
- "이명보다는 몸이 너무 힘들다"고 표현하는 경우

한약은 치료의 방향을 바꿔줍니다. 수면의 질 개선, 긴장과 불안 감소, 전신 피로의 완화 순서로 좋아지며, 이명에 대해 신경쓰고 집착하는 상태가 감소하다가 최종적으로는 이명 인지의 강도가 약해집니다.

한약은 몸이 스스로 이명 치료가 유지될 수 있는 상태를 만드는 것으로, 불필요하게 과다 복용하거나 지나치게 의존적이어서는 안 됩니다. 한약을 지속적으로 복용할지 판단하기 위한 도구로는 맥진검사가 좋습니다. 맥진검사를 통해 원인 장부의 맥파가 정상으로 돌아온 걸 확인했다면 한약은 더 이상 복용할 필요가 없습니다. 따라서 맥파를 보고 복용을 지속할지 여부를 결정하는 것이 가장 지혜로운 방법입니다(자세한 내용은『맥진, 몸과 마음을 읽다』참조).

수면과 일상의 리듬이 안정되고 이명에 대한 공포와 집착이 현저히 감소한 경우, 또 소리재활훈련의 효과가 유지되며 스트레스 상황에도 증상의 변동이 크지 않은 경우라면 맥진검사를 통해 한약의 감량이나 중단을 고려해야 합니다. 한약이 주역에서 조력자로 역할이 바뀌는 것입니다. 그러니까 한약은 이명이 심해서 쓰는 것이 아니라 이명 치료가 막힐 때 길을 열어주는 것입니다.

한약의 처방명을 보면 그것이 곧 치료 목적이라서 무엇을 고치려고 하는지 알 수 있습니다. 같은 이명이라도 환자 상태에 따라 처방명은 달라집니다. 서양의학에서는 약 이름이 성분 이름이나 코드명에서 오는 경우가 대부분이지만, 한의학에서는 처방명에서 치료 목적을 알 수 있습니다. '이 환자에게서 지금 무엇을 먼저 바로잡을 것인가'를 선언한 것입니다.

그러면 이명이라는 증상을 어떤 방향에서 접근할지 22개의 처방 명을 통해서 알아봅시다.

① **청심**(淸心), 마음과 신경의 과열을 식힌다

예민하고 긴장도가 높은 경우, 이명에 대한 불안이나 공포가 큰 경우, 가슴이 답답하고 두근거림을 동반하는 경우에 쓰는 처방입니다. 과흥분된 신경계를 진정시키고 이명에 대한 과도한 경계 반응을 완화시키는 것이 목적입니다. 한마디로 이명을 키우는 마음의 열을 먼저 내리는 것입니다.

② **청간**(淸肝), 스트레스와 긴장으로 막힌 흐름을 푼다

스트레스 후 이명이 악화되거나 분노, 억울함, 압박감이 많은 경우, 목과 어깨와 턱의 긴장을 동반하는 경우에 쓰는 처방입니다. 긴장성 이명이 완화되거나 자율신경 불균형이 조절되기를 기대할 수 있습니다. 한마디로 이명을 악화시키는 '긴장'을 풀어주는 치료입니다.

③ **해울**(解鬱), 막힌 감정과 에너지를 푼다

우울감, 무기력, 표현되지 않는 스트레스, 이명에 대한 체념과 무

력감이 있는 경우에 쓰는 처방입니다. 억눌린 정서를 완화하고 이명에 대한 집착 구조를 해소하는 것이 목적입니다. 소리보다는 먼저 막힌 감정을 풀어야 치료 효과도 높아집니다.

④ **개울**(開鬱), 닫힌 신경 반응의 출구를 연다

오래된 만성 이명, 반응이 둔해지고 치료가 정체된 경우, 몸과 마음이 굳어 있는 상태일 때 처방합니다. 신경 반응의 유연성을 회복하고 치료에 대한 반응성을 재가동시키는 것이 목표입니다.

⑤ **안신**(安神), 뇌와 마음을 쉬게 한다

불면이 심한 경우, 밤에 이명이 더 심해지는 경우, 꿈을 많이 꾸고 숙면이 안 되는 경우에 쓰는 처방입니다. 수면의 질을 회복하고 야간 이명의 악화를 차단하는 것이 목표입니다. 소리 그 자체보다 잠의 질을 먼저 회복해야 이명을 치료할 수 있기 때문에 씁니다.

⑥ **보혈**(補血), 소리를 견디는 '기본 자원'을 보충한다

쉽게 지치고 어지럼증이나 눈의 피로를 동반하는 경우, 이명이 약해졌다가 피곤하면 다시 커지는 경우에 씁니다. 청각과 신경 조직을 지탱하는 기본 에너지를 회복시켜 이명에 버틸 수 있는 힘을 키우는 것이 목적입니다.

⑦ **양혈**(養血), 메마른 신경과 감각을 부드럽게

소리가 날카롭고 건조하게 느껴지는 경우, 예민하고 자극에 취약한 경우에 처방합니다. 신경계의 흥분 상태를 완화하고 날선 이

명을 둔하게 만들기 위한 목적으로 씁니다.

⑧ **청신**(淸神), 혼탁해진 신경 신호를 맑게

머리가 멍하면서 이명에 과도하게 집중하는 경우에 처방합니다. 신경 정보 처리의 과부하를 해소해서 이명을 덜 인식하게 만드는 것이 목적입니다.

⑨ **익기**(益氣), 치료에 반응하는 체력을 만든다

쉽게 지치고 치료를 받아도 반응이 약한 경우에 처방합니다. 치료를 받아들일 힘을 회복해서 소리재활훈련이나 침 치료가 효과를 낼 수 있도록 몸의 에너지를 살리는 치료입니다.

⑩ **이기**(理氣), 막힌 신경 흐름을 정리한다

스트레스 후 이명이 악화되는 경우, 가슴이 답답하고 귀 폐색감이 동반되며 한숨이 잦은 경우에 처방합니다. 긴장성 이명을 완화하고 스트레스와 이명의 연결고리를 차단합니다.

⑪ **보익**(補益), 회복력을 끌어올린다

오래된 만성 이명, 몸 전체가 약해진 환자에게 처방합니다. 전신을 회복하는 기반을 구축하기 위해 쓰며, 바닥으로 떨어진 치료 효과를 끌어올리기 위한 목적입니다.

⑫ **소요**(逍遙), 긴장된 몸과 마음을 느슨하게

늘 조급하고 이명에 집착하는 경우에 처방합니다. 이명에 대해 심리적 거리를 확보해 한 발 떨어져서 볼 수 있게 합니다.

⑬ **귀비**(歸脾), 생각 과잉으로 생긴 이명을 다스린다

걱정이 많고 소화기가 약한 경우, 불면을 동반한 경우 처방합니다. 사고 과부하를 완화하면서 머릿속 소음을 줄이기 위함입니다.

⑭ **보간**(補肝), 소리 과민과 긴장을 조절한다

턱과 목이 긴장한 환자, 분노 억제형 이명 환자에게 처방합니다. 감정성 이명, 긴장성 이명을 안정시키고 예민한 소리를 누그러뜨립니다.

⑮ **보신**(補腎), 오래된 이명의 뿌리를 다스린다

노화 관련 이명, 허리나 무릎이 약한 환자, 지속성 이명에 처방합니다. 청각 시스템의 근본을 강화하고 이명이 재발할 수 있는 요인을 약화시킵니다.

⑯ **분심**(分心), 마음에 쌓인 화와 응어리를 풀어낸다

억울함, 분노를 담고 있거나 오래 참고 산 사람, 갑자기 커지는 폭발형 이명에 처방합니다. 마음속 화가 귀로 발현한 경우에 쓰는 처방입니다.

⑰ **자음**(滋陰), 과열된 신경을 식힌다

밤에 이명이 심하고 허열감이나 건조감이 있는 경우에 씁니다. 과열된 신경을 진정시켜 야간 이명을 완화시키기 위한 목적입니다.

⑱ **온담**(溫膽), 불안이나 가슴 두근거림을 진정시킨다

불안형 이명이나 불면, 심계항진(心悸亢進)에 씁니다. 심장 박동이

비정상적으로 쿵쾅거리거나 불규칙하게 느껴지는 것을 한의학에서 한자어로 '심계항진'이라고 표현합니다. 공포 반응을 차단하고 이명에 대한 위협 인식을 감소시키기 위한 처방입니다.

⑲ **양음**(養陰), 신경을 회복시키는 휴식 처방

소리재활훈련을 하고 나면 지치는 경우, 회복력이 부족할 때, 신경 회복을 촉진하기 위해 처방합니다. 치료 후 낫는 것 같다가 치료 강도를 줄이거나 중단하면 전보다 더 심해지는 경우가 있는데, 이러한 반동 현상을 줄일 수 있습니다.

⑳ **자신**(滋腎), 청각신경의 지속력을 높인다

만성이명과 난청이 동반되는 경우에 처방합니다. 청각 유지력을 강화하고 소리 자극에 덜 흔들릴 수 있게 합니다.

㉑ **강화**(降火), 무너진 균형을 다시 맞춘다

여러 치료를 거치면서 혼란된 상태일 때 처방하는 것으로, 치료 방향을 재정렬하기 위한 처방입니다. 한마디로 리셋 처방이라고 할 수 있습니다.

㉒ **발양**(發陽), 침체된 회복 반응을 깨운다

무기력하거나 반응이 둔감할 때 처방합니다. 치료 반응성을 활성화해서 회복 스위치를 켜는 치료라 할 수 있습니다. 소변무력, 야간뇨 등이 심한 이명 환자에게도 씁니다.

[표 5-2] 치료 목적에 따른 이명의 한의학 처방

처방명	의미	치료 목적	환자 특징
①청심 淸心	마음의 열을 내림	신경 과흥분 진정, 이명에 대한 과민 반응 완화	예민함, 두근거림, 불안
②청간 淸肝	간의 열 긴장 해소	스트레스 · 근육 긴장성 이명 완화	목 · 어깨 · 턱 긴장
③해울 解鬱	막힌 것을 풀어줌	정서 울체 해소, 이명 지속 구조 차단	우울, 답답함
④개울 開鬱	닫힌 반응을 열다	신경 유연성 회복, 치료 반응 재가동	치료가 정체된 만성이명
⑤안신 安神	정신을 안정	불안 · 공포 감소, 이명 집착 완화	공황, 공포
⑥보혈 補血	혈 보충	신경 안정, 수면 질 개선	어지럼증, 불면
⑦양혈 養血	혈을 기름	예민함 · 불면 완화	여성, 갱년기
⑧청신 淸神	정신을 맑게 함	뇌의 과도한 각성 상태 안정	집중 안 됨, 머리 멍함
⑨익기 益氣	기운 보충	피로로 악화되는 이명 개선	과로, 오후 악화형
⑩이기 理氣	기의 흐름 조절	답답함 · 초조함 완화	숨막힘, 가슴 답답, 귀 폐색감
⑪보익 補益	전반적 보강	만성이명에서 회복력 증진	오래된 이명
⑫소요 逍遙	긴장 완화, 흐름 회복	스트레스성 이명 완화	화, 긴장 후 이명 증가
⑬귀비 歸脾	비장 · 심장 조화	불면 · 불안 · 집중력 저하 개선	수면장애 동반

처방명	의미	치료 목적	환자 특징
⑭보간 補肝	간 기능 보강	긴장 회복, 스트레스 내성 올림	만성 스트레스
⑮보신 補腎	신장 기능 보강	노화 · 허약성 이명 개선	고령, 저음성
⑯분심 分心	마음의 화, 응어리 해소	억눌린 감정으로 인한 이명 완화	분노, 억울함 후 악화
⑰자음 滋陰	음 보충	야간악화형 이명 완화	열감, 불면
⑱온담 溫膽	담 기능 안정	신경 과민과 이명 인식의 완화	불안, 꿈 많음
⑲양음 養陰	음을 기름	건조 · 허열형 이명 완화	노인, 만성이명
⑳자신 滋腎	신음을 보함	이명 지속력 감소	허약 체질
㉑강화 降火	화, 열을 내림	신경과 뇌의 과흥분 진정, 고음성 이명 완화	상열감, 예민함, 고음성 이명
㉒발양 發陽	활력 회복	기력저하형 이명 개선	아침보다 오후 악화

Chapter 6
이명 치료는
계속 발전해야 한다

악화 환경을
관리하라

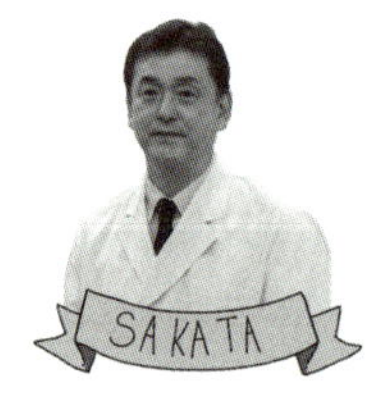

이명을 예방하거나 개선해나가기 위해서는 생활 환경에서 원인을 제거하는 것이 중요합니다. 특히 현대인에게 있어서 빼놓을 수 없는 것이 바로 '소리에 노출된 환경'입니다.

WHO(세계보건기구)의 권고에 의하면 귀 건강을 지키기 위해서 80데시벨의 소리를 계속 들어도 좋은 것은 8시간 이내라고 되어 있습니다. 80데시벨은 귀에 부담이 가기 시작하는 수준의 소리이지만, 일상생활에서 드물지 않은 소리입니다. 지하철이나 전철의 차내 소리, 교통량이 많은 도로변의 소음이 여기에 해당합니다. 집에서도 역시 이 정도 수준의 소음에 노출되는데, 청소기를 돌리고 있을 때의 소리나 드라이어를 근처에서 사용했을 때의 소리가 그렇습니다. 또한 지근거리에서 큰 소리로 대화했을 때에도 80데시벨 전후의 소리가 나옵니다.

게다가 이어폰이나 헤드폰을 사용해, 음량을 높여 음악이나 라디오를 들은 경우에도 80데시벨에 달할 수 있습니다. 특히 주위가 소란스러운 환경에서는 무의식중에 볼륨을 키워 내이에 큰 부담을 주는 경우가 있습니다. 이러한 80데시벨 전후의 소리는 단시간이라면 문제가 없지만, 장시간 계속되면 귀에 부담이 됩니다.

만약 거기서 20데시벨을 올려 100데시벨이 되면 어떻게 될까요? 이 20데시벨의 차이로 인해 귀에 대한 부담은 껑충 뛰어오릅니다. 내이의 유모세포가 견딜 수 있는 것은 불과 하루 15분 이내입니다. 그 이상을 넘어 장시간 100데시벨의 소리를 듣고 있으면, 유모세포는 점차 손상됩니다. 그것이 이명을 일으키는 원인이 됩니다. 또한 이미 이명으로 고통받고 있는 환자라면 이런 소음은 악화 요인으로 작용합니다.

그럼 100데시벨이라고 하는 것은 어느 정도의 소리일까요? 전철이 통과하기 직전의 홈, 지하철이 가속되었을 때의 역사 내 소리, 파칭코 매장 내의 소리, 공사 현장 소리, 오토바이나 대형 트럭이 바로 옆을 통과하는 소리, 그리고 라이브 카페나 콘서트장도 100데시벨의 음량입니다. 노래방에서 큰 소리로 노래를 부르고 있는 상태도 여기에 해당합니다.

어떠신가요? 100데시벨 소리에 하루 15분 정도 노출되는 것은 일상적으로 있는 일이 아닐까요?

현재 일본의 고시엔(전국 고등학교 야구 선수권 대회)에서는 투구 제한이 설정되어 있습니다. 이것은 투수의 어깨와 팔꿈치 건강을 지키는 것이 목적입니다. 전력 투구는 어깨와 팔꿈치에 높은 부담을 주기 때문입니다. 소음으로부터 유모세포를 보호한다는 생각도 이와 같습니다.

우리가 일상생활에서 자각하지 못하고 노출되어 있는 소리가 귀에 부담을 준다는 사실을 깨닫는 것이 우선 중요한 일입니다. 큰 음량의 소음에 노출되는 문제는 현대 사회에 사는 우리가 가진 보편적인 문제입니다. 스마트폰으로 하는 대화, 이어폰, 교통 관련 소음 등 일상생활에 녹아든 소리일수록 부담이라고 느끼지 못합니다.

이명 치료의 미래는 기술의 진보만으로 나아갈 길이 열린다고 할 수 없습니다. 우리 한 사람 한 사람이 소음에 둘러싸인 생활을 재검토하고 귀를 지켜야 한다는 인식을 가지는 것이 중요합니다. 투구 제한이 어린 선수의 미래를 지키듯이 소음에 대한 사회적 고려는 청각의 미래를 지킵니다. 그 인식을, 개인뿐만이 아니라 사회 전체 차원에서 공유해가는 것이 지금부터 우리에게는 요구되고 있는 것입니다.

순음청력검사를
재검토해야 한다

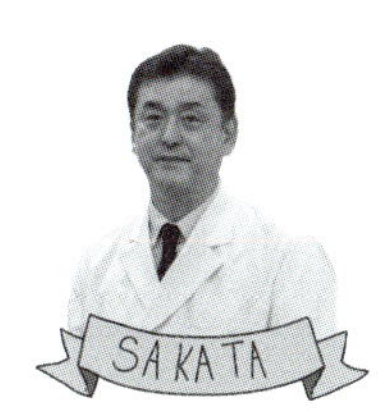

난청 검사에서는 오디오미터라고 불리는 기기가 사용되고 있습니다. 순음('삐-' 하는 일정한 소리)을 이용해, 어느 높이(주파수)의 소리를, 어느 정도의 작은 음량까지 들을 수 있는지 조사하는 검사입니다. 이것을 '순음청력검사'라고 하는데, 일본의 일반적인 청력검사에서는 8개의 주파수를 측정합니다. 주파수를 일정한 폭으로 구분한 단위를 '밴드'라고 부르는데, 8개 주파수를 측정한다면 8밴드 검사가 됩니다. 이 8밴드 검사는 세계 공통의 진단기준으로서 표준화되어 있습니다.

이명 검사에서도 이 오디오미터를 이용할 수 있습니다. 이명이 어느 주파수대에 가까운 소리인지를 찾는 '피치매칭 검사'를 통해 달팽이관 속 어느 영역의 유모세포에 부담이 있는지를 판단할 수 있기 때문입니다. 또한 이명의 원인이 내이에 있는지, 뇌의 중추에 있는지를 확인할 수 있는 단서가 되기도 합니다.

그러나 문제는 8밴드에서는 정보가 너무 엉성하게 주어진다는 것입니다. 이명 소리는 '깨끗하게 구분되는 하나의 주파수'에서 일어나는 경우가 많지 않습니다. 실제로는 극히 좁은 주파수대에 집중되어 생기는 경우가 많습니다.

예를 들어 4,000Hz와 8,000Hz 사이의 어느 곳에 이명의 원인이 있는 경우, 이 두 점만 측정하면 그 원인 지점은 검사에 반영되지 않습니다. 그래서 결과적으로 '이상 없음'이라고 판별되는 경우가 그렇게나 많은 것입니다. 실제로는 그 사이 어딘가의 주파수대에서 유모세포의 손상이나 과민이 일어나고 있는데, 8밴드 검사에서는 간과되는 것입니다.

그래서 중요한 것이 주파수를 더 세밀하게 나누어 측정한다는 발상입니다. 최소 17밴드 이상으로 측정하면 어느 주파수대에 이상이 집중돼 있는지를 보다 정확하게 파악할 수 있습니다. 이 생각에 근거해 개발된 것이, TSC 소리재활훈련의 기술로 만들어진 미세청력검사기입니다. 이것은 주파수를 세밀하게 분할해 다수의 주파수대(67밴드 또는 134밴드)를 측정할 수 있기 때문에, 이명처럼 좁은 음역에서 일어나는 이상을 쉽게 포착할 수 있다는 아주 큰 장점이 있습니다.

어떤 주파수대에 이상이 집중되어 있는지를 알면 내이의 어느 부위에 부담이 있는지, 이명이 말초성인지 중추성인지 판단하기 쉬워집니다. 이것은 치료 방침을 세우는 데 매우 중요한 정보입니다.

그런데 일본에서는 현재도 8밴드 순음청력검사가 표준이 되어 있어, 67밴드(또는 134밴드) 미세청력검사가 가능한 상세한 검사기기는 거의 보급되어 있지 않습니다. 그 결과 검사에서는 '이상 없음'이라고 하지만, 환자 본인은 강한 이명에 괴로워하는 상황이 계속 생겨나고 있습니다.

이명 치료에는 정확한 진단이 필수적입니다. 그런데 진단의 정밀도가 낮으면 치료 또한 빗나갈 수밖에 없습니다.

향후 이명의 진단과 치료를 향상시켜 나가기 위해서는, 종래의 '표준'에 안주하지 않고 증상의 실태에 맞는 검사 정밀도를 높이는 움직임이 꼭 필요합니다. 검사 기술의 진보를 치료로 연결하는 것, 그것 또한 이명 치료를 위해서는 매우 중요하다고 저는 생각하고 있습니다.

치료 목표를
어디에 둘 것인가

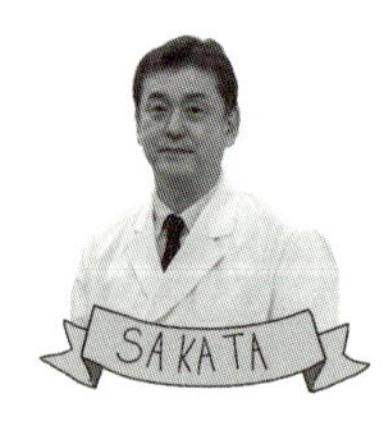

지금까지 말씀드린 대로, 서양의학과 동양의학(한의학)의 치료 방법은 크게 다릅니다.

서양의학은 원인을 특정하고 수치나 화상으로 평가하여 급성기 병변이나 기질적 이상에 강점을 발휘합니다. 반면 한의학은 몸과 마음을 하나의 시스템으로 보고 경과와 체질, 감정의 흔들림을 포함해 전신의 조화를 이루는 데 중점을 둡니다. 서양의학이 과학적 근거를 중시한다면, 한의학은 경험과 오랜 치료로 길러온 치료 감각을 중시합니다.

이명처럼 원인이 하나로 정해지지 않고 날마다 상태가 변동하는 증상에서는 어느 한쪽만으로는 한계가 있습니다. 그렇기 때문에 양자가 대립하지 않고, 필요한 곳에서 협력해 융합 치료로 나아가는 것이 앞으로의 현실적인 치료 형태라고 할 수 있습니다.

사실 저는 서양의학 의사이지만 치료에는 침을 사용하는 경우가 있습니다. 환자의 체질 개선을 목적으로 한약도 처방합니다. 그것이 환자에게 도움이 된다고 생각하면 적극적으로 도입하고 있습니다.

고압산소요법도 그 한 예입니다. 고압산소요법은 전용 장치 내에서 평소보다 약간 높은 기압 환경에 몸을 두고 체내에 유입되는 산소량을 늘리는 치료법입니다. 기압이 높아짐으로써 혈액 속에 녹아드는 산소가 증가하여 일반 호흡으로는 도달하기 어려운 모세혈관 끝까지 산소를 골고루 보낼 수 있습니다.

내이는 매우 혈류가 부족하고, 부족해진 산소에 영향을 받기 쉬운 기관입니다. 따라서 혈류와 산소 공급을 개선하는 것은 내이 기능의 회복을 뒷받침하는 중요한 수단이 될 수 있습니다.

그러나 고압산소요법에는 주의할 점도 있습니다. 일본에서는 2·1기압 이상의 고압 환경에서 실시하는 경우에 건강보험이 적용됩니다. 하지만 기압이 높아질수록 몸에 가해지는 부담이나 사고 위험도 증가합니다.

내이의 혈류 개선을 목적으로 하는 것이라면 반드시 높은 기압이 필요하지는 않습니다. 제 생각에는 1·3기압 정도의 비교적 저압인 환경에서도 충분한 효과를 기대할 수 있습니다. 안전성과 효과의 균형을 고려한 현실적인 선택지라고 할 수 있습니다. 그러나 이때는 보험 적용에서 제외되어 자비 진료가 됩니다.

또 활성산소를 제거하고 염증을 제거하는 작용이 있는 수소 흡입도 효과적이라고 생각합니다. 비용은 시설에 따라 다르지만, 1회당 2,000~3,000엔 전후가 일반적입니다.

현대 의학은 발달하고 있으며 최근에는 난치성 이명과 관련된 유전자가 밝혀졌습니다. 현재 유모세포의 재생의료나 유전자 치료도 시작되었습니다.

치료와 더불어 환자에게 스스로의 생활습관 개선을 유도할 수도 있습니다. 특히 흡연, 폭음과 폭식, 수면 부족, 운동 부족은 이명의 치료에서는 금기입니다. 진심으로 나아지고 싶다면 환자 자신도 치료에 적극적이어야 할 것입니다.

그러면 치료 목표는 어디에 두어야 할까요? 여러분은 이제 아실 겁니다. 이명을 제로로 만드는 것이 목표가 아닙니다. 이명이 있어도 삶의 질을 지키고 잠을 잘 수 있으며, 일이나 공부를 할 수 있고, 외출이나 소중한 사람과의 대화를 즐길 수 있는 것. 이런 평범한 일상생활로 다시 되돌아가는 것입니다.

반복하지만, 이명은 골절로 부상을 입었다가 곧바로 나아지는 그런 질병과 달리, 좋은 날과 나쁜 날을 오가다가 점점 개선됩니다.

그런 흔들림이 있다는 점을 이해하고 불안에 휘둘리지 않도록 마음을 굳세게 먹는 것이 치료의 핵심이 됩니다.

서양의학인가, 한의학인가. 한쪽의 선택이 아니라 '고통받지 않는 일상을 되찾는다'는 한 지점을 향해 해볼 수 있는 것은 다 해본다! 그것이 이명의 치료에서 저희가 향하려는 미래입니다.

입체적, 통합적 치료를
고려해야 한다

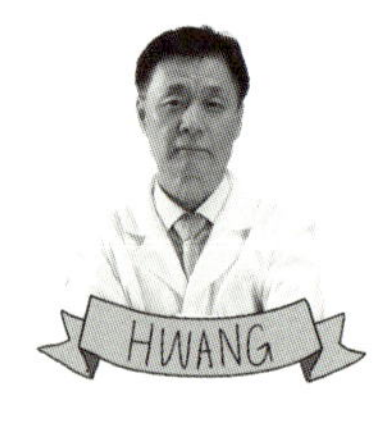

서양의학에서든 한의학에서든 '모든 이명을 단번에 없앨 수는 없다'는 것은 분명합니다. 그래서 치료 목표는 '이명이 삶을 망가뜨리도록 그대로 두지 않겠다'는 것입니다. 이명이 줄어들고, 이명에 대한 두려움이 사라지며, 잠을 잘 수 있고 어느 순간 소리는 배경음으로 물러나 일상을 되찾는 상황. 환자들이 원하는 완치는 바로 그 지점에 있다고 생각합니다.

자신있게 말할 수 있는 것은 "이명은 귀의 병이 아니라 몸 전체가 보내는 신호"라는 것입니다. 신호 그 자체를 고칠 수는 없지만, 신호를 만들고 있는 몸을 바꿀 수는 있습니다.

이것은 서양의학과 한의학을 비교해서 어느 것이 우월한지 비교하고 경쟁하기 위한 말이 아닙니다. 서로 다른 영역에 있지만 서양의학이 닿지 못하는 지점을 한의학이 채우기 위한 것입니다. 한국에서 수많은 이명 환자들이 한의원을 찾는 것은 이 점을 환자들이 먼저 기대하고 있었기 때문일 것입니다.

30여 년간 임상 현장에서 관찰한 결과를 정리해보면, 이명은 전신 질환입니다. 따라서 단일 치료로는 한계가 있습니다. 그래서 이 책의 공저자인 사카타 선생과 저는 이명 치료는 통합적 관점에서 봐야 한다는 의견을 오랫동안 나누었습니다.

예를 들어 60대 초반의 영철(가명) 씨는 왼쪽에 만성적인 이명이 있었는데 오른쪽에 돌발성 난청이 발생하자 한의원으로 찾아온 환자였습니다. 이렇게 이명이 장기화, 만성화되면서 난청으로 이행하는 경우는 흔하게 볼 수 있습니다. 이명이 처음 나타났을 때 전신의 관점에서 몸 상태를 돌봤으면 좋았겠지만, 현실적으로 그게 쉽지는 않았던 것 같습니다. 난청 치료로 스테로이드제를 고실내 주입요법으로 투여한 후 잠깐 청력이 회복됐지만 다시 악화되었고 7회차까지 주사요법을 반복하다가 지인의 소개로 저와 만나게 되었습니다.

영철 씨의 맥진검사 결과를 보면, 그는 심신이 모두 무겁게 내려앉아 있는 우울·무력형 이명 환자였습니다. 기장부의 맥파를 보면 의기소침, 우울이 보이고 아랫배는 거북하며 뚝심이 없는 상태란

걸 알 수 있었습니다. 혈장부를 관찰했더니 낙심, 낙담, 온몸이 축 처져 있는 상태(전신침중)가 보였습니다. 특히 신장맥은 수분대사가 매우 떨어져 있었는데, 이야기를 해보니 공직자로 근무하다가 퇴직하고 쉬는 기간이 길어지면서 우울증이 왔다고 합니다. 그러던 와중에 돌발성 난청이 발생한 것입니다.

그는 3개월에 걸친 한약, 약침, 뇌파훈련, 소리재활훈련 등의 복합 치료로 이명이 사라졌고 청력도 거의 안정되었습니다. 무엇보다 다행인 점은 다시 새로운 직장에 취업하면서 심신의 건강이 회복되었다는 것입니다.

앞서 심신 불균형으로 인한 기능성 이명이 여성 환자에게 많이 나타난다는 이야기를 했습니다. 그러나 그것은 여성에게만 국한된 이야기라는 뜻은 아닙니다. 또 한의학적 치료가 여성에게만 효과적인 것도 아닙니다. 하나의 경향성으로 이해하는 것이 적합하며, 물론 남성에게도 심신 불균형은 일어날 수 있습니다.

중요한 것은 그동안의 임상 경험으로 봤을 때 이명은 전신 질환 관점에서 입체적 치료로 접근해야 실제로 가시적인 효과를 거둘 수 있다는 것입니다. 한국 사회에서든 일본 사회에서든 고령화로 인해 평균연령이 점점 높아지고 있습니다. 그와 더불어 이명 환자도 점점 늘어나고 있습니다. 더 이상 청력검사 결과 "이상 없다"면서 환자들의 고통을 외면하기만 할 수는 없지 않을까, 하는 생각이 듭니다. 이명 치료는 한 발 더 나아가야 합니다. 환자를 위해, 즉 사람을 중심에 두고 그에게 삶의 질을 되돌려주기 위해 협력을 아끼지 않아야 합니다.

"견뎌보세요"를 넘어
'환자 중심'으로

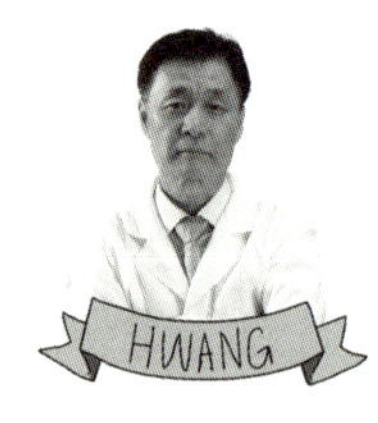

2000년대 초, 일본의 세계적인 면역학자이며 『면역혁명』을 저술하여 한국에도 널리 알려진 아보 토오루 선생을 소개로 만난 적이 있습니다. 당시 후배 한의사 한 명과 함께 네 사람이 식사를 하며 약 3시간 동안 좌담을 나누었는데, 그 자리에서 들었던 선생의 말씀은 지금까지도 제 마음속에 깊이 남아 있습니다. 저는 이 이야기를 후배 한의사들에게 강의할 때마다 늘 전하고 있습니다.

"첫째, 병은 기술만으로 모두 고칠 수 있다고 자만하지 말라. 의사는 마음과 정성을 다해야 한다.

둘째, 모든 병은 의사가 고치는 것이 아니다. 병은 환자 스스로 고치는 것이며, 의사는 그 과정을 돕는 조력자일 뿐 교만에서 벗어나야 한다.

셋째, 의학은 개인만을 위한 학문이 아니다. 배우고 깨달은 순간, 동료와 후배에게 전하고 가르치며 세상에 알려야 한다. 의학은 개인의 부를 쌓기 위한 수단이 아니다."

저는 그동안 수많은 나라를 다니며 이명과 난청을 치료한다는 의사들을 만나왔습니다. 그러나 대부분은 이 질환에 큰 관심을 가지고 있는 것은 아니었고, 새로운 기술에 도전하거나 연구하려는 사람을 만나기도 쉽지 않았습니다. 자신의 기술을 공유하려는 경우는 더욱 드물었으며, 그마저도 상당한 금전적 대가를 요구하는 경우가 많아 저는 실제로 많은 비용을 지불하고 기술을 배웠습니다. 그러나 그것들은 그저 하나의 기술에 불과했고 단일 치료로는 분명한 한계를 가지고 있었습니다.

제도적, 경제적 효율성을 모두 고려할 때, 지난 30년간 배우고 익힌 모든 기술을 한 환자에게 제대로 사용하기 위해서는 다음 다섯 부류의 직능인이 필요하다고 생각해왔습니다.

① 한의사
② 심리상담사 또는 신경정신과 의사
③ 턱관절을 전문으로 하는 치과의사

④ 카이로프랙틱 의사 또는 추나 전문 한의사

⑤ 이비인후과 의사

이 다섯 직능인은 각자의 역할이 분명히 다릅니다. 한의사도 혼자서는 한계가 있습니다. 한의학 내부에서도 진단, 침법, 처방, 상담, 추나, 약침, 뇌파훈련 등 각 분야의 대가들이 유기적으로 협력해야 합니다. 그러한 협력 구상을 오랜 시간 계획하고 실현하고자 노력해왔지만, 자본과 제도적 지원이 없는 현재의 한국 의료 시스템에서 그러한 협력은 현실적으로 어려웠습니다.

그러던 중 일본에서 100년의 역사를 가진 이명·난청 전문 병원을 견학하며 하나의 가능성을 보았고, 사카타 선생을 만나면서 확신을 가지게 되었습니다. 우리 두 사람은 지난 25년간 오직 이명, 난청, 어지럼증 환자만을 진료하며 각자의 진료실에서 환자의 고통을 듣고 이해하면서 함께 토론해왔습니다. 서로의 직능이 어떤 역할을 하는지 너무나 잘 알고 있으며, 오늘에 이르기까지 각자의 실력을 최고로 끌어올리기 위해 끊임없이 공부해왔고 지금도 그렇습니다. 추구하는 목표가 같았기에 가능한 일이었습니다.

의사와 한의사는 서로 다른 치료 도구를 쓰지만 환자를 위해 존재한다는 직업 특성을 생각하면 공존과 협업이 가능해야 합니다.

한때 저는 사카타 선생이 한국에 와서 저의 한의원에서 최소 6개월만이라도 함께 진료하면 좋겠다고 생각해 방법을 모색했지만, 국내 의료법상 불가능했습니다. 그래서 사카타 선생은 반대로 제가 일본으로 가서 1년간 함께 진료할 것을 제안하며 구체적인 방법까지 제시하기도 했습니다. 일본에서는 외국인이 진료하는 것이 가능했으나, 제가 1년간 한의원을 비울 수 없는 현실적 한계도 있어서 아직은 행동에 옮기지 못하고 있습니다.

환자를 중심에 둔, 서양의학과 한의학의 통합 진료는 한국에서는 실현하기 힘든 것이 어쩔 수 없는 현실입니다. 의대와 한의대가 모두 있는 대학이나 병원에서도 환자 중심의 통합 진료가 현실적으로 정말 어렵습니다. 현재로서는 환자들이 알아서 의료 영역별 특성을 파악해 상황에 맞게 선택지를 현명하게 골라야 합니다.

한의학은 조직학적 영역은 포함하지 않습니다. 기질적 질병은 해부학적 변형이 있거나 세균, 바이러스 감염이 있는 경우를 말하며, 한국에서는 병원의 도움을 받아야 합니다. 그러나 기질적 질병이 없고 기능적 불균형만 나타나는 경우에는 병원에서 "검사상 이상 없음"이라는 이야기를 듣게 됩니다. 그럴 때는 한의학의 도움을 받을 수 있습니다.

40대 초반에 만나 귀 질환 하나만을 놓고 토론하며 함께 걸어온 시간이, 국제 학회인 NES를 함께 이끌게 되면서 더욱 분명하게 방향을 잡게 되었습니다. 우리는 동서의학이 공존하는 이명 임상 지침서를 만들고, 진료·연구센터를 설립하는 것을 최종 목표로 삼고 있습니다.

이제는 "이명은 치료가 안 되니 견뎌보세요"라고만 하는 현실을 극복해야 할 때라고 생각합니다. 이러한 바람과 각오가 서로 같았기 때문에 사카타 선생과 공저로 책을 쓸 수 있었습니다. 이 책이 환자들의 일상생활 복귀에 진정으로 도움이 되기를 바랄 뿐입니다.

병이 아니라 사람을 보고 치료한다!

세계 의학의 흐름은 서양의학을 중심으로 발전해왔습니다. 첨단 기술과 과학적 근거에 기반한 서양의학은 인류의 건강에 커다란 공헌을 해왔으며, 그 가치에는 의심의 여지가 없습니다.

그러나 그 속에서도 우리가 잊지 말아야 할 중요한 사실이 있습니다. 바로 의학의 출발점은 언제나 '사람'이라는 점입니다. 그러한 의미에서, 일본 의사라면 누구나 알고 있는 중요한 의학적 발견이 하나 있습니다. 이른바 '오기노식(오기노 방법)'입니다.

이 이론을 발견한 오기노 큐사쿠(荻野久作) 선생은 도쿄제국대학을 졸업한 후 여러 사정으로 니가타의 한 병원에서 진료하게 되었습니다. 당시 일본 사회에서는 여성이 임신하지 못하면 이혼을 당하는 경우도 있었고, 임신은 여성의 삶에서 매우 중요한 의미를 지니고 있었습니다. 이러한 시대적 배경 속에서 오기노 선생은 "여성은 어떻게 하면 임신할 수 있는가"라는 질문에 진지하게 마주하며, 매일 환자를 진료하는 가운데 증상과 신체 변화를 끊임없이 관찰했습니다.

그리고 마침내 생리 주기 속에서 배란 시기에 일정한 법칙이 존재한다는 사실을 발견하게 되었습니다. 즉 '월경 주기 약 14일 전후에 기초 체온이 변화한다'는 중요한 발견을 한 것입니다. 오늘날에는 널리 알려진 사실이지만, 당시로서는 매우 혁신적인 발견이었습니다.

하지만 이 연구는 처음에는 일본 의학계에서 거의 주목을 받지 못했습니다. 결국 오기노 선생은 독일 학회에서 발표를 하게 되었고, 해외에서 먼저 높은 평가를 받았습니다. 이후 유럽 연구자들의 기록을 통해 그 가치가 재조명되면서 '노벨상에 해당하는 발견'이라는 평가까지 받게 되었습니다.

이 이야기가 우리에게 주는 교훈은 매우 중요합니다. 의학은 검사 수치나 데이터만으로 완성되는 것이 아니라, 환자를 향한 관찰과 이해에서 시작된다는 사실입니다.

현대 의학은 근거 중심 의학을 중시하는 과정에서 때로는 한 방향으로 치우칠 위험도 있습니다. 물론 검사와 객관적 지표는 매우 중요합니다. 그러나 그것만으로 환자의 고통을 모두 설명할 수는 없습니다. 환자를 한 명의 인간으로서 전체를 바라보는 것, 즉 전인적 의료야말로 의학의 본질이라고 저는 생각합니다.

이러한 관점은 동양의학이 오래 전부터 소중히 여겨온 철학이기도 합니다. 특히 이명이나 난청과 같이 눈에 보이지 않는 증상에서는 서양의학적 접근만으로는 한계가 존재합니다. 그래서 저는 환자의 신체 상태뿐 아니라 생활, 심리, 환경까지 포함해서 이해하려는 노력이 무엇보다 중요하다고 믿고 있습니다.

저는 약 25년 전, 황재옥 선생과의 인연을 통해 이러한 생각을 더욱 깊이 하게 되었습니다. 선생은 환자를 치료할 때 질병만이 아니라 사람 전체를 바라보는 자세를 매우 중요하게 여기는 분이었습니다. 그 모습에서 저는 한국 의학의 고전『동의보감』의 저자인 허준 선생을 떠올렸습니다. 현대에 살아 있는 허준 선생과 같은 존재라고 느꼈기 때문입니다.

일본과 한국은 지리적으로 매우 가까운 나라입니다. 그러나 의료의 역사와 제도, 사고방식에는 차이도 존재합니다. 또한 동양의학과 서양의학은 같은 환자를 대상으로 하면서도 서로 분리되어 발전해온 현실 때문에 통합 치료에는 많은 어려움이 있습니다. 그럼에도 불구하고 저는 앞으로 두 나라가 서로를 존중하며 협력해나가는 미래를 꿈꾸고 싶습니다. 무엇보다도 이명, 난청과 같은 난치성 질환으로 고통받는 환자들에게 새로운 희망을 줄 수 있기를 진심으로 바랍니다.

한국과 일본은 서로 경쟁하는 관계가 아니라, 함께 발전할 수 있는 형제와 같은 존재입니다. 이 책을 통해 더 많은 동료들이 서로 연결되고, 새로운 길이 열리기를 진심으로 기대합니다.

사카타 히데아키

일본 카와고에 이과학클리닉 원장, NES 이사장